彩绘 图解

全人体刮痧

耿引循◎主编

U0334285

江西科学技术出版社

图书在版编目（CIP）数据

彩绘图解全人体刮痧 / 耿引循主编. -- 南昌：江
西科学技术出版社，2021.5（2023.11重印）

ISBN 978-7-5390-7720-8

Ⅰ. ①彩⋯ Ⅱ. ①耿⋯ Ⅲ. ①刮搓疗法 - 图解 Ⅳ.
①R244.4-64

中国版本图书馆CIP数据核字(2021)第069131号

选题序号：ZK2021018

责任编辑：李智玉

彩绘图解全人体刮痧　　　　　　　　　　耿引循 主编
CAIHUI TUJIE QUAN RENTI GUASHA

出版发行　江西科学技术出版社

社　　址　南昌市蓼洲街2号附1号

　　　　　邮编：330009　　电话：（0791）86623491　86639342（传真）

印　　刷　三河市嘉科万达彩色印刷有限公司

经　　销　各地新华书店

开　　本　710mm×1000mm　1/12

字　　数　300千字

印　　张　20

版　　次　2021年5月第1版　　2023年11月第2次印刷

书　　号　ISBN 978-7-5390-7720-8

定　　价　68.00元

赣版权登字号：-03-2021-104

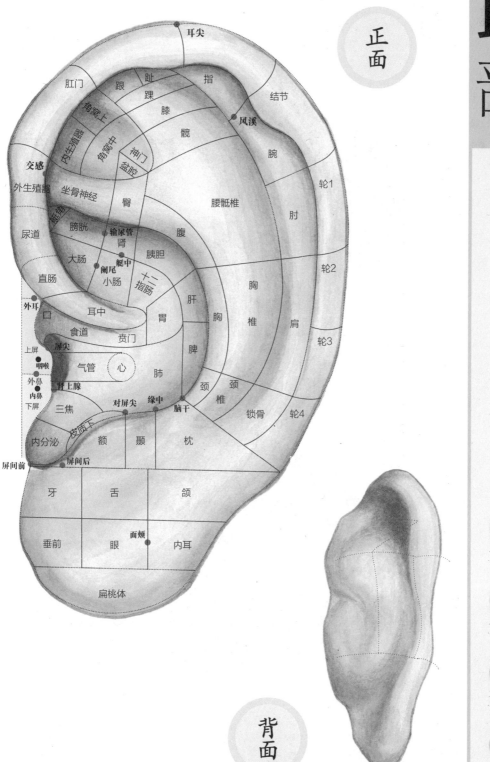

耳部

EAR REFLECTION AREA

正面

背面

反 射 区 图

耳尖
肛门
跟
趾
踝
膝
指
结节
风溪
腕
角窝上
内生殖器
角窝中
神门
盆腔
轮1
肘
交感
坐骨神经
臀
腰骶椎
外生殖器
腹
尿道
膀胱
输尿管
肾
胰胆
轮2
大肠
艇中
阑尾
小肠
十二指肠
胸椎
胸
肝
胸
直肠
外耳
口
耳中
胃
肩
轮3
食道
贲门
脾
上屏
屏尖
气管
心
肺
颈
颈椎
屏尖
咽喉
外鼻
肾上腺
对屏尖
缘中
脑干
锁骨
轮4
内鼻
下屏
三焦
皮质下
枕
内分泌
额
颞
屏间前
屏间后
牙
舌
颌
垂前
眼
面颊
内耳
扁桃体

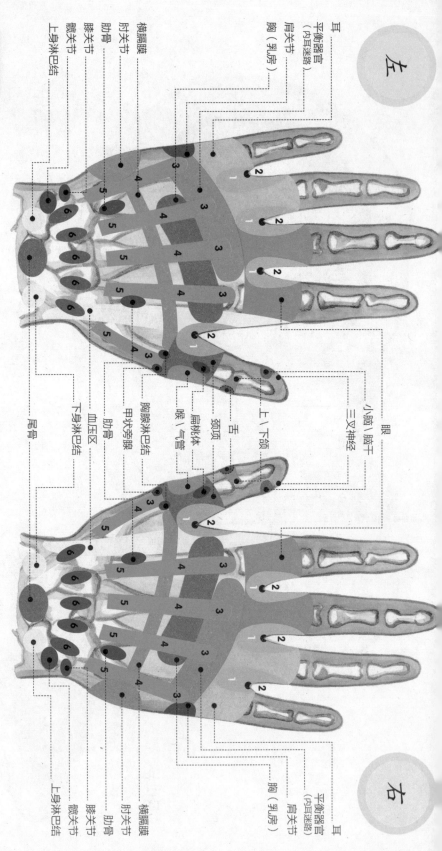

手背

手背反射区

HAND REFLECTION AREA

反 射 区 图

左

右

目
平衡器官
(内耳迷路)
肩关节
胸(乳房)

眼
三叉神经
小脑\脑干

上\下颌
颈项
舌
扁桃体
喉\气管
甲状旁腺
胸腺淋巴结
肋骨
血压区
下身淋巴结
尾骨

横膈膜
肘关节
肩胛
膝关节
髋关节
上身淋巴结

目
平衡器官
(内耳迷路)
肩关节
胸(乳房)

横膈膜
肘关节
肩胛
膝关节
髋关节
上身淋巴结

1.颈肩后区　2.头颈淋巴结　3.颈椎　4.胸椎　5.腰椎　6.骶骨

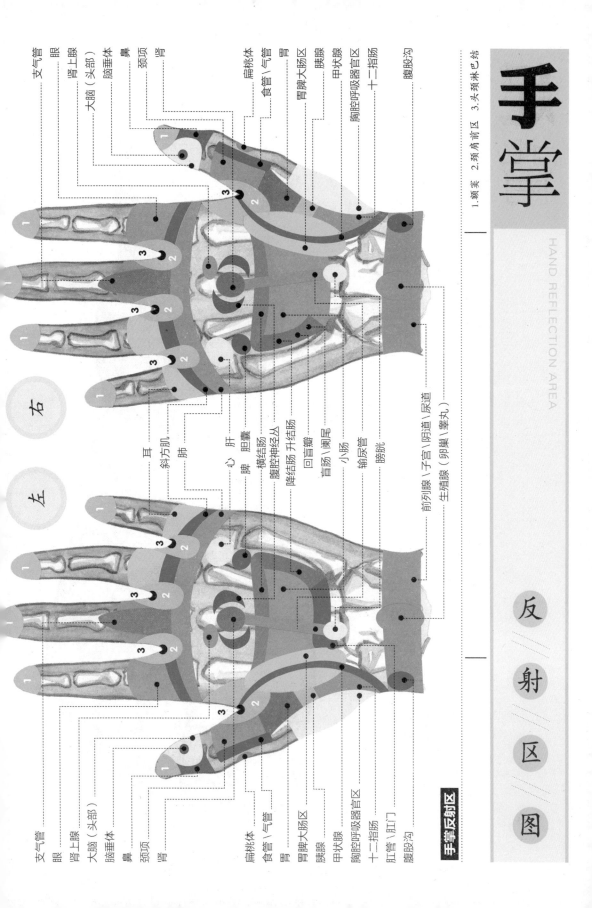

手掌

1. 额窦 2. 颈肩前区 3. 头颈淋巴结

HAND REFLECTION AREA

反射区图

右　左

手掌反射区

支气管
眼
肾上腺
大脑（头部）
脑垂体
鼻
颈项
肾

扁桃体
食管\气管
胃
胃脾大肠区
胰腺
甲状腺
胸腔呼吸器官区
十二指肠
肛管\肛门
腹股沟

耳
斜方肌
肺
心　肝
脾　胆囊
横结肠
腹腔神经丛
降结肠 升结肠
回盲瓣
盲肠\阑尾
小肠
输尿管
膀胱
前列腺\子宫\阴道\尿道
生殖腺（卵巢\睾丸）

支气管
眼
肾上腺
大脑（头部）
脑垂体
鼻
颈项
肾

扁桃体
食管\气管
胃
胃脾大肠区
胰腺
甲状腺
胸腔呼吸器官区
十二指肠
腹股沟

足背

FOOT REFLECTION AREA

反

射

区

图

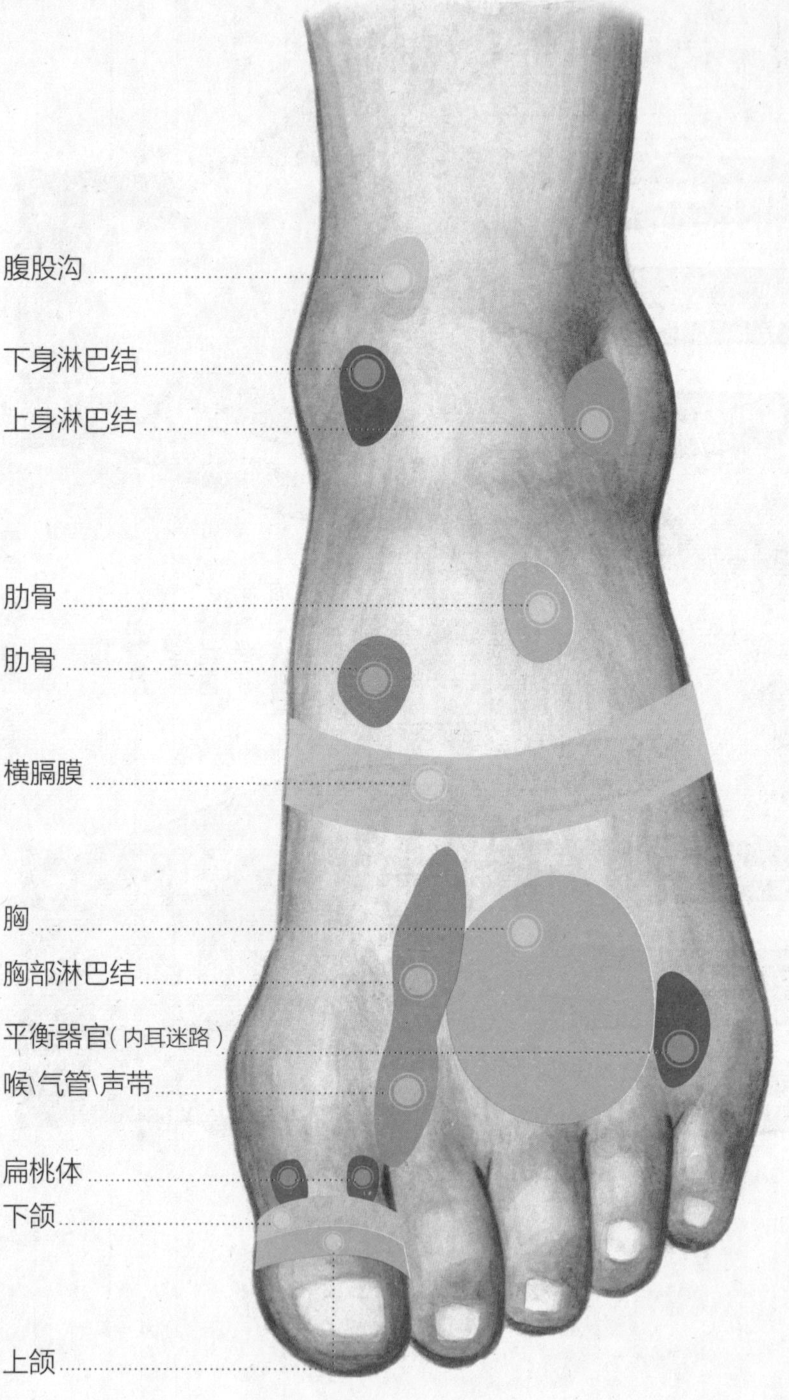

腹股沟..................

下身淋巴结..................

上身淋巴结..................

肋骨..................

肋骨..................

横膈膜..................

胸..................

胸部淋巴结..................

平衡器官(内耳迷路)..................

喉\气管\声带..................

扁桃体..................

下颌..................

上颌..................

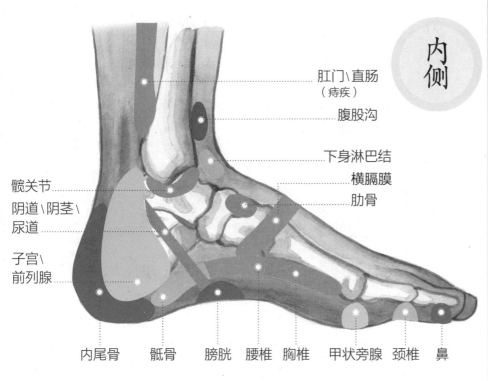

内侧

肛门\直肠
（痔疾）

腹股沟

下身淋巴结

横膈膜

肋骨

髋关节

阴道\阴茎\
尿道

子宫\
前列腺

内尾骨　骶骨　膀胱　腰椎　胸椎　甲状旁腺　颈椎　鼻

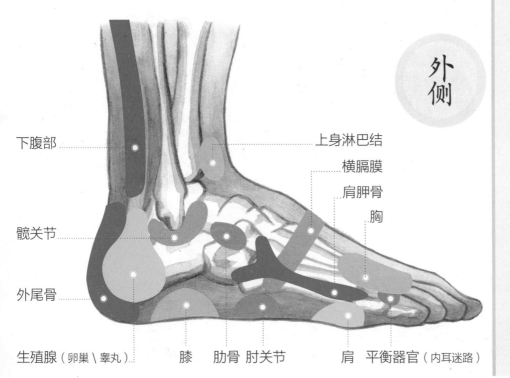

外侧

下腹部

上身淋巴结

横膈膜

肩胛骨

胸

髋关节

外尾骨

生殖腺（卵巢\睾丸）　膝　肋骨　肘关节　肩　平衡器官（内耳迷路）

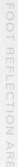

足

外　内
侧　侧

FOOT REFLECTION AREA

反

射

区

图

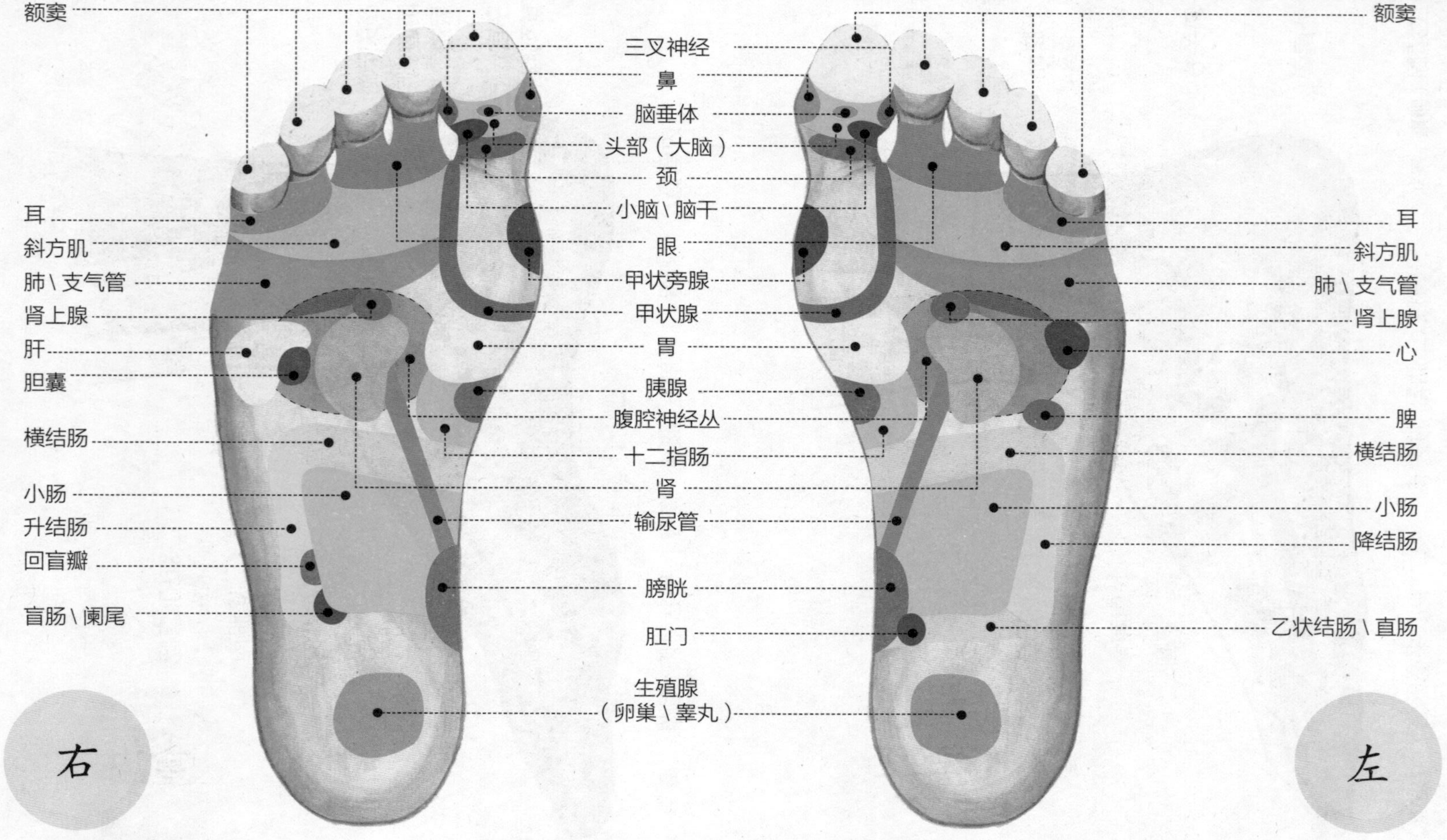

足底

FOOT REFLECTION AREA

反射区图

额窦

耳
斜方肌
肺\支气管
肾上腺
肝
胆囊
横结肠
小肠
升结肠
回盲瓣
盲肠\阑尾

三叉神经
鼻
脑垂体
头部（大脑）
颈
小脑\脑干
眼
甲状旁腺
甲状腺
胃
胰腺
腹腔神经丛
十二指肠
肾
输尿管
膀胱
肛门
生殖腺
（卵巢\睾丸）

额窦

心
肺\支气管
肾上腺
脾
横结肠
小肠
降结肠
乙状结肠\直肠

斜方肌
耳

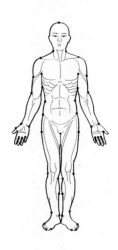

为了维持正常的生命活动，我们的身体每天都在进行着新陈代谢。一些代谢产生的废物、毒素不能及时排出体外，就会滞留在人体内部。而当前，我们生存的环境污染严重，一些病邪或有害物质会趁人体防御能力不佳时侵入人体。此外，工作、生活压力和长期的不良情绪，都极易使人体出现内分泌紊乱的现象，让病气由内而生。一旦出现机会，这些体内的"不安定因素"就会爆发，让人难以招架，从而罹患疾病。其实，在我们被病气和毒素侵害的身体内部，就隐藏着足以将各种病气、毒素驱逐出体外的巨大潜能。而刮痧，便是激发这种潜能的有效方法。

刮痧是中医古老的祛病方法之一，世代相传、沿用不废、历久弥新。"不通则痛，通则不痛"是中医对病痛认识的名言。"不通"指人体经络气血不顺畅。刮痧可有效疏通经脉、祛除疼痛及其他不适感。轻轻一刮，可使感冒的阴云就此烟消云散；轻轻一刮，可使中暑昏倒的人快速恢复神智；轻轻一刮，可使将人们折磨得汗如雨下的胃痛偃旗息鼓；轻轻一刮，可使恶魔般的心脑血管疾病暂时收敛。这些并不是夸大之词，而是先人们用自己的身体反复试验得出的结论。

为了使广大读者能够更好地掌握刮痧疗法，我们在广泛吸取古今医家的刮痧经方、验方的基础上，结合现代研究成果，从临床实际出发，删繁就简、去芜存精，编写了本书。

本书用简单、生动的文字介绍了一直以来隐藏在人体内部的神奇的自愈能力，并展示激发它的好方法——刮痧。此外，本书从现代社会生活出发，介绍了百余种常见病、多发病、日常不适症状以及美容问题的刮痧法。为了能让您易懂、易学、易操作，我们还为每一个刮痧方法配备了细致的讲解和示范图。您无需熟悉人体构造，也无需深入了解博大精深的中医理论，只需按部就班，在皮肤上刮一刮即可轻松实施自疗，管理和维护自我健康。衷心希望刮痧这一简便易行、安全有效、经济实用的传统自然疗法，能够更广泛地服务于大众，给广大读者带来实际的帮助。

由于本书为中医科普读物，为便于读者阅读，有些中医术语并不十分专业和精准，多数中医习惯用字予以保留，如"瘀血""咳痰"等。希望我们的整理、编写能给爱好养生的朋友们提供帮助。书中不足之处，恳请广大读者批评指正。同时，建议初学者在专业人士指导下实施。

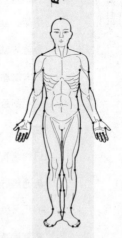

目录
CONTENTS

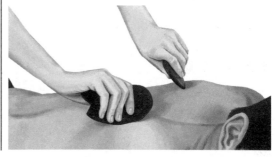

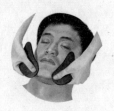 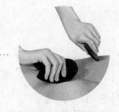 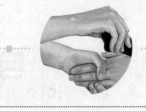 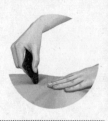

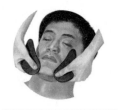 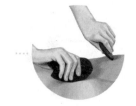 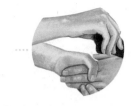 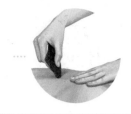

第 4 章

刮痧与美容塑形

●美体塑形

第 5 章

刮痧与保健

●缓解不适症状

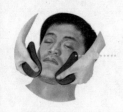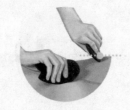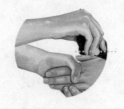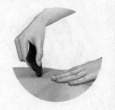

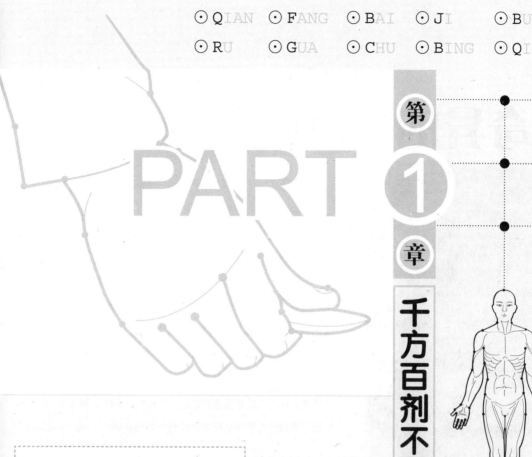

第

PART ①

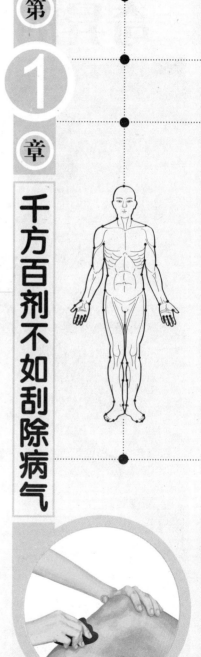

第①章

千方百剂不如刮除病气

当前，传统中医养生法因为操作方便、成本低、效果佳，备受人们喜爱，引发了百姓自己动手祛病强身的热潮。人们似乎顿悟了：原来除了药物和现代精密的医学仪器外，还有许多中医"宝贝"可祛病强身。

这些经济、简单的养生法多半脱胎于砭、针、灸、药、导引、按跷这中医六大技法。而刮痧，属于六大技法之首的砭石疗法，是一种很常见的调理身体的方法，近年来得到了人们的极大关注。很多接受过刮痧的人表示，一刮完就有浑身轻松之感，高血糖的症状得到了有效改善，原先疼痛得令人难以入睡的肩颈也没那么疼了，肩关节活动不利的情况也大大改善了，甚至头痛和脸上的雀斑问题都解决了。那么，究竟什么是刮痧？刮痧真的有这么神奇吗？在回答这些问题前，不妨先看看一个普通人的"奇遇"。

奇异的"脑梗死"

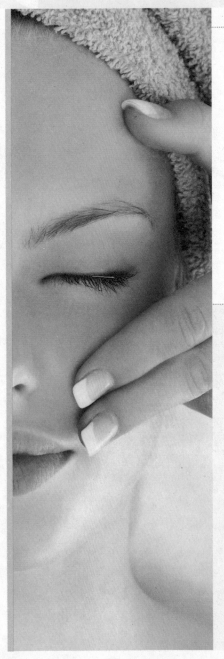

中央电视台科教频道2009年3月11日播出的《百科探秘》栏目介绍了一种神奇的疗法，这种疗法在不打针、不吃药的情况下，竟然征服了世界罕见的疾病，令人惊叹不已。

2005年，北京市某小学的田老师开始出现反复口干、口腔溃疡的情况。最初田老师并未多加重视，因为对于一个每天讲数节课的教师来说，这似乎只是普通的咽喉炎症状。然而病情的发展却出乎田老师的意料。2005年12月16日凌晨三四点钟，田老师起床上厕所时，突然发现自己嘴角不停地流口水，并且左半边肢体不听使唤，家人立即将其送往医院，大夫初步诊断为脑梗死。然而脑梗死的常规治疗并未让田老师的病情有所好转，她开始出现高烧、昏睡、偏瘫的症状，且偏瘫的左侧肢体疼痛异常，同时视力明显下降。医院对田老师的病十分重视，经过几个科的专家会诊，又进行了进一步的相关检查，最终确认，田老师患上的并不是普通的脑梗死，而是一种极为罕见的疾病——脑白塞。

脑白塞属全身性免疫系统疾病，目前尚无有效的治疗方法，属公认的疑难病，西医治疗就是用激素和抗肿瘤药物来控制病情。于是，田老师开始了每天吃12片药物的生活。然而，这些治疗方法不但让田老师非常痛苦，还产生了严重的副作用。她成了满月脸、水牛背，并且开始脱发、浑身没劲、恶心。田老师想，自己绝对不能这样痛苦地活着。于是，田老师来到了某中医院。但是住院治疗后，却出现了一件令田老师几乎陷入绝望的事情——她对中药过敏。

一日，田老师在医院里无意中看到了一个宣传牌，上面介绍了一种不用药的绿色疗法。她抱着试试看的心态，找到了康复科的大

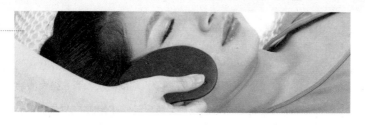

夫。大夫为田老师检查后发现，她后背脊柱两侧全部都是条索状的阳性反应物。从中医的角度来说，这是经络不通的表现，而脊柱两侧正是人体最长的经脉——膀胱经的循经处。一般患者的阳性反应物只有小手指粗细，可是田老师的却有两指宽，这就意味着，田老师的病已经非常严重了。于是大夫提出用砭石疗法为其调理、疏通经络。

几次施治后，出现了让田老师欣喜万分的情况，她过去整日昏昏欲睡的情况得到了明显的改善，肢体的疼痛、僵直现象开始有所好转，视力开始逐渐恢复，口腔溃疡不再出现了。这给了田老师莫大的希望，于是她决心将经络调理坚持下去。在以后的时间里，田老师的病情一天天好转，经过15个月的治疗，折磨她的疾病渐渐离她远去，田老师终于又过上了正常人的生活。

田老师亲身体验的这种砭石疗法中就包括了在我国民间已经流传了上千年的刮痧术。所谓刮痧，就是指用刮痧工具蘸刮痧油刮拭患者体表以消除疾病的一种方法。刮拭完后，患者皮肤上会出现一些红色或紫红色的斑点、斑块，这就是痧。据清代医家郭志邃的《痧胀玉衡》记载："肌肤有痧，宜用油盐刮之，则痧毒不内攻。"千百年来，不管是"神医"还是普通百姓都曾利用刮痧救人于病痛。扁鹊"起死回生"的故事几乎家喻户晓，据《扁鹊传》记载："扁鹊使弟子子阳砺针砥石，以取外三阳五会。有间，太子苏……"其中砥石就是现代刮痧的雏形。当前，刮痧因副作用小、保健效果佳等优点，已渐渐风靡世界。

《扁鹊仓公列传》记载：扁鹊使弟子子阳砥针砥石，以取外三阳五会。有间，太子苏……

《痧胀玉衡》记载：肌肤有痧，宜用油盐刮之，则痧毒不内攻。

病痛的"清道夫"

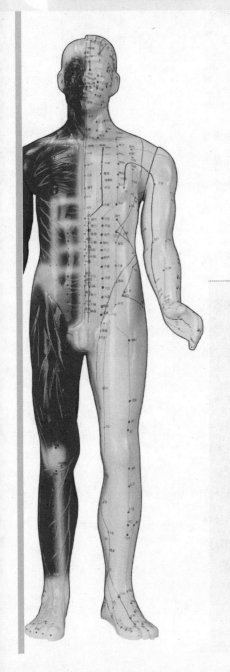

一种疗法首先要能征服病痛，才能征服人们的心。刮痧疗法之所以能赢得世界各地人们的喜欢，和它强大的功效是分不开的。据临床研究表明，刮痧至少对当前400种疾病都有一定的治疗作用。《痧胀玉衡》里就提到过刮痧的强大功用："盖五脏之系，咸在于背，刮之则邪气随降，病自松懈。"意思就是说，人的五脏六腑出现病变都可以通过刮拭背部得到改善。可是从操作方法看，刮痧是实打实的"表面功夫"，为什么它竟能够如此"神通广大"，外治腠理，内治脏腑呢？这和中医里一个非常古老的概念——经络有着密切的联系。

经络最早见于中医典籍《黄帝内经》，被认为是"人之所以生，病之所以成，人之所以治，病之所以起"的根本。此后几乎在任何一本中医典籍里都会提到经络。可以说，经络理论是中医的灵魂，诊脉、针灸、拔罐等众多中医疗法都依托于经络。在中医理论中，经络是人体内部存在的一个庞大的健康调控系统，它沟通人的五脏六腑、皮肉筋骨、四肢百骸等组织器官，并运行机体最重要的物质——气血。气血是生命活动的基础，全身各组织器官只有得到气血的濡养才能完成正常的生理功能。现实生活中，饮食不洁、环境污染、外感风寒、情志不畅等因素使机体功能失调，产生病理产物，如瘀血、痰涎、毒素等。这些致病因子一旦阻塞经络，妨碍气血的正常运行，就会使脏器功能紊乱或因缺少养分而退化、衰竭，使人体抵抗力下降，让病邪有机可乘，侵犯人体，致使病痛接踵而至。

如果把人体比作一个城市，那么各种内部致病因子就是不断被制造出来的垃圾。垃圾一多，污染环境、影响交通，就会使城市的某些区域甚至整座城市无法正常运转。但只要清除了这些"垃圾"，还城市一个洁净、有序的环境，这些问题就会得到缓解。

刮痧疗法通过刮拭人体特定部位，使毛孔扩张、气血流动加快，从而促进体内秽浊之气和毒素排出，进而达到畅通经络、活化周身气血的目的。气血循行正常，人体组织细胞得到了充分的营养，人的抵抗力和自愈能力也会随之增强，如此病情自然能够得到缓解，机体自然能够恢复健康。

因为刮痧能够促进体内病邪、毒素的排出，所以由这些不良因素导致的雀斑、青春痘、眼袋等美容问题也成为刮痧的调理范围。适当刮痧防止经络阻滞，对人们养生保健、远离病痛也大有裨益。

经络最早见于中医巨著《黄帝内经》，被定义为"人之所以生，病之所以成，人之所以治，病之所以起"的根本。

《痧胀玉衡》里就提到过刮痧的巨大功用："盖五脏之系，咸在于背，刮之则邪气随降，病自松懈。"

Z

中医里的 "通俗" 疗法

中医几千年薪火传承，博大精深。古代医家多为世家，许多治病方剂、方法都是世代相传、福荫子孙的祖传之秘，普通百姓难窥堂奥，而一些简单、便捷、有效的土方土法在民间则流传不息。刮痧虽非土法，亦非医家专属，和按摩、拔罐等疗法一样是极受民间推崇的中医 "通俗" 疗法。在汉代，人们已用家庭陶器作为刮痧用具；唐代，医书中有使用常见的苎麻、铜钱等物进行刮痧治病的记载；至元、明时期，以吃饭用的瓷调羹蘸香油刮背又盛行一时。当代著名医学家岳美中曾回忆说："记得幼年时期，每患时令感冒病，母亲常常用铜钱或滑边瓷碗刮痧，在脊背并肘窝、腿窝处蘸香油刮红。"刮痧用具普通、易得，没有严格的专业要求。虽然人们发明了专业的刮痧板和刮痧油，但如果不是需要长期使用，仅平时做应急之用，大可不必如此费周折。日常生活中，凡是边缘比较圆滑的东西，如梳子、汤匙、搪瓷杯盖等消毒后都可以作为刮痧工具；而茶油、香油、橄榄油、麻油、酒、水等具有润滑效果的物质都可以作为润滑剂。

2009年7月15日，在南昌开往北京西的T147次列车上，一名旅客因中暑而昏倒，应邀来中国考察的德国慕尼黑伊萨尔医院的医生对其进行了救治，但效果不明显，旅客并未苏醒。此时一位老者灵机一动，找来列车上的汤匙和食用油为旅客刮痧，旅客很快苏醒。这让德国医生大开眼界，没想到吃饭用的勺子也能治病救人。

刮痧不但用具 "亲民"，其手法也很 "亲民"。针对老百姓难以精准找到经络及穴位的问题，中国中医科学院针灸研究所的一位专家在做客一档电视节目时就说，刮痧就像散弹效应，用刮痧工具大片地往下一刮，穴位找不准没关系，但肯定包含在里面了。比如说，肠胃不好的人，可以刮刮后背的中段，冠心病、高血压的患者可以轻柔地刮刮手臂内侧的中线。就算是不精通中医的人，只要了解了需要刮拭的经络、穴位的大致位置，也能取得很好的效果，这恐怕也是刮痧疗法能够传承千年并越来越受欢迎的原因之一吧。

PART ②

第②章

如何才能自己刮痧

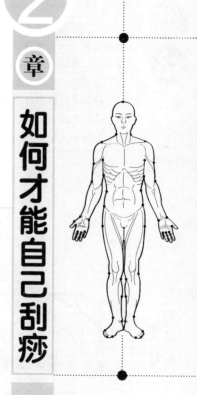

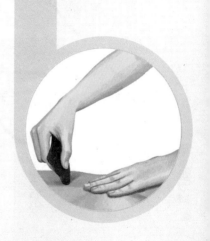

刮痧生于民间、长于民间，一直是老百姓自疗疾病的常用手法。它是一种真正的"绿色疗法"，一般不会对人体造成大的毒害。同时，它简单易行，并且成本低廉，在当前"药费贵，看病难"的情况下，家庭将它作为防病、祛病的手段不失为一种好选择。

然而，自己刮痧时，面对各种疾病，人们难免会产生疑惑：全身上下，刮拭哪里才能有效祛除病痛？刮痧工具都有哪些？究竟用什么样的手法刮痧才正确？所有的人都适合刮痧吗？

这些问题，我们将在本章中一一为您解答。本章从实用的角度出发，简单地介绍一些最常用的刮痧常识。即使您不懂博大精深的中医理论，即使您从未尝试过这一疗法，也可以通过这些易懂的小知识，轻松掌握刮痧的精髓，动手祛除病痛。

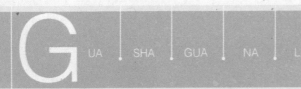

刮痧刮哪里

 经络

　　既然恢复经络通畅、使气血营运正常是维护人体健康的根本，那么经络在体表的循行区自然是刮痧的主要实施部位。刮痧疗法历来将刮拭经络视为重中之重。通过刮拭经络，不仅可以祛除病邪、增强人体的抗病能力，还可以通过经络特殊的传导作用，有效调整经络循行处的脏器功能。这可以说是一石三鸟、攻守兼备的一招治病妙棋。

　　经络是经脉和络脉的总称。经脉包括十二经脉、奇经八脉、十二经别、十二皮部、十二经筋。络脉包括别络、浮络和孙络。经络根据其对人体的重要性，有偏正之分。十二经脉和奇经八脉支配整个人体，属主脉。络脉功能相对较小，因此属次脉。

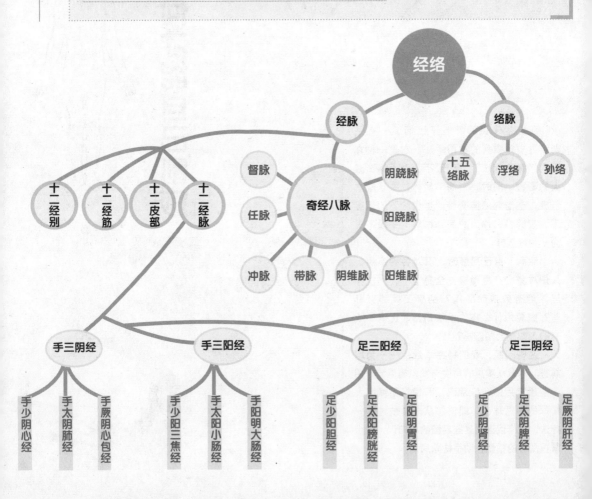

十二正经

　　十二经脉是经络的主干，因此被称为"正经"，是人体内部运行气血的主要通道，对称地分布于人体两侧。这十二条经脉沿特定的方向循行，它们之间可以连贯起来，构成环状的流注关系。正因为如此，气血才得以在经脉中周流，荣养人体。十二经脉的循行区是刮痧的主要对象。

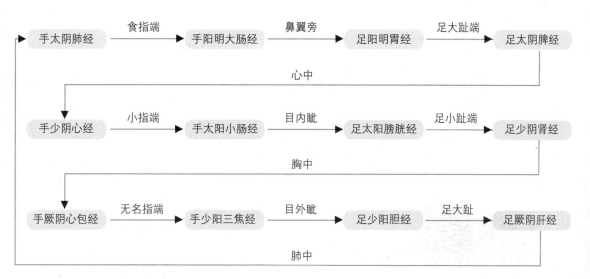

奇经八脉

　　奇经八脉就是别道奇行的经脉。这八条经脉的循行错综于十二正经之间，而且与正经在人体多处相交会。它将部位相近、功能相似的经脉连接起来，有蓄藏十二经气血和调节十二经盛衰的作用。当十二经脉及脏腑气血旺盛时，奇经八脉能加以蓄积；当人体功能活动需要气血时，奇经八脉又能补充供给。奇经八脉中，任、督二脉最为重要。

奇经八脉分布和功能表

名称	人体分布情况	功能
任脉	人体前正中线	调节全身阴经经气
督脉	人体后正中线	调节全身阳经经气
带脉	环腰一周，状如束带	约束纵行躯干的多条经脉
冲脉	腹部第一侧线	滋养十二经气血
阴维脉	小腿内侧，上行于咽喉	调节六阴经经气
阳维脉	小腿外侧，上行颈项	调节六阳经经气
阴跷脉	小腿内侧，上行目内眦	调节肢体运动，掌管眼睑开合
阳跷脉	小腿外侧，上行目内眦	

络脉

　　络脉有别络、浮络、孙络之分。别络，是从经脉中分出来的支脉，大多分布于体表。别络有十五条，即十二经脉各有一条，加上任脉、督脉的络脉和脾之大络。别络是络脉系统中较为重要的部分，亦是络脉的主干，对全身无数细小的络脉起主导作用。从别络所分出的细小络脉，称为"孙络"。分布于皮肤表面的络脉，称为"浮络"。孙络是络脉中最细小的分支，而浮络则是络脉中浮行于浅表部位的分支。

十二经筋

　　十二经筋是十二经脉之气结聚于筋肉、关节的体系，是十二经脉的外周连属部分。其功能活动有赖于经络气血的濡养，并受十二经脉的调节，故将其划分为十二个系统，称为"十二经筋"。经筋的作用主要是约束骨骼，利于关节屈伸活动，以保持人体正常的运动功能。

十二皮部

　　十二经脉及其所属络脉，在体表有一定的分布范围，与之相应，全身的皮肤也就划分为十二个部分，称十二皮部。皮部，是十二经脉之气散布之所在，居于人体最外层，是机体的卫外屏障。十二皮部是刮痧的主要施力处。

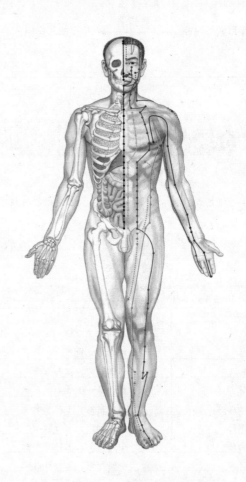

十二经别

　　十二经别是十二正经别行深入体腔的支脉。十二经别都是从十二经脉的四肢部位别出。它加强了十二经脉中互为表里的两条经脉在体内的联系，加强了别络对其他络脉的统率作用，还使气血得以灌注身体的每一个部分，濡养全身。

经络气血输注出入体表的特殊部位就是穴位，又叫腧穴。《黄帝内经》中称穴位为"脉气所发"和"神气之所游行出入"。如果说人体纵横交错的经络是联系各脏器的纽带，那么穴位就是这些纽带上的功能点、敏感点。它能够在人体正常时通行营卫；在受到刺激时，产生"多米诺骨牌"效应，将刺激沿经络的循行线传导给下一穴位，从而疏通经络、调理气血、驱邪扶正、祛除疾病。因此穴位自古以来就是针灸、气功等疗法的施术部位，更是刮痧疗法的重点刮拭部位。人体的穴位很多，大体上可以分为经穴、奇穴和阿是穴三种。

经穴

经穴是指十二经脉和任督二脉上的穴位，又称"十四经穴"，是穴位的主体部分。由于它们分布在十四经脉的循行路线上，和经脉密切相关，因此刺激经穴不仅可以治疗本经的疾病，还可以作用于十四经脉及其所属脏腑的病症。十四经穴中有一些具有特殊功能和作用的穴位，又被称为特定穴，包括以下几类：

◎ 五输穴	十二经脉分布在肘、膝关节以下的五个特定穴位，即"井、荥、输、经、合"穴。它们是常用要穴，临床上井穴常用来缓解神智昏迷；荥穴常用来缓解热病；输穴常用来缓解关节痛；经穴常用来缓解喘咳；合穴常用来缓解六腑病症。
◎ 原穴	十二经脉在腕、踝关节附近各有一个，是脏腑元气经过和留止之处。脏腑发生病变时，其相应原穴会有压痛感等异常反应。刺激原穴也可调整其脏腑经络各症。
◎ 络穴	络穴为经脉分出处的一个穴位。十二经脉各有一个络穴，位于四肢肘、膝关节以下。加之任脉、督脉各一络穴及脾之大络，共十五络穴。十五络穴除了可以改善本络脉的病症之外，还能调理表里两经的病症。
◎ 郄穴	郄穴为各经经气深藏之所。十二经脉各有一个郄穴，奇经八脉中的阴跷脉、阳跷脉、阴维脉、阳维脉也各有一个郄穴，共十六个。脏腑经络功能失调时，位于四肢的郄穴常有明显压痛感等异常现象。十六郄穴可改善本经循行部位及所属脏腑的急性病症。
◎ 募穴	脏腑之气会聚于胸腹部的穴位。十二脏腑各有一募穴，共十二个。募穴和相应脏腑关系密切，因此可改善相应脏腑的疾病。
◎ 背俞穴	脏腑经气输注于背腰部的穴位。位于背腰部足太阳膀胱经的内侧线上，共十二穴，常被用来辅助治疗相应脏腑及其组织器官的病症。背俞穴还可以和募穴搭配使用，以加强调理相应脏腑病症的效果。

八会穴

指人体脏、腑、气、血、筋、脉、骨、髓等精气聚会的八个穴位。章门为脏之会穴；中脘为腑之会穴；膻中为气之会穴；膈俞为血之会穴；阳陵泉为筋之会穴；太渊为脉之会穴；大杼为骨之会穴；悬钟为髓之会穴。

八脉交会穴

十二经脉与奇经八脉经气相通的八个穴位，都位于腕、踝部周围。八脉交会穴既可改善所属十二经脉的病症，也可调理与之相通的奇经八脉的病症。

下合穴

六腑之气下合于下肢足三阳经的六个穴位，可改善六腑病症。

交会穴

两经或数经经脉交会或会合处的穴位。交会穴不但能改善本经的疾病，还能调理所交会经脉的病症。八脉交会穴与交会穴是不同的穴位，八脉交会穴只是十二经脉与奇经八脉经气的相通之所，而交会穴却是相关经脉循行路线的实质性交会。

奇穴

奇穴是指不属于十四经穴范畴的一些穴位。因为它们在缓解病痛时有奇效，所以被称为"奇穴"，又名"经外奇穴"。奇穴分布比较分散，有的在十四经脉的循行线上，有的虽然分布在经脉线外，但也与经络系统有着密切的联系。有的奇穴由多个穴位组合而成，如四神聪、八风、夹脊穴等。奇穴多数对特定的病症有着特定的疗效，它们的治疗作用通常比较单纯。

阿是穴

阿是穴既没有具体的名称，也没有具体的定位，身体上的病痛处或与病痛有关的压痛点、敏感点都可以叫作"阿是穴"。因为人被按压身体疼痛处时，会发出"啊"的声音，阿是穴因此得名。中医认为，人体经络内的"气"处在不断循环的状态中，如果某些地方出现障碍，发生经气阻滞，相应的区域就会产生疼痛感。适度地刺激一下阿是穴，相当于疏通阻滞，接通了受阻滞处的经气，从而起到减轻体内疼痛的效果。阿是穴在临床上多用于疼痛性病证，对某些内部脏器的疾患也有较好的效果。此外，阿是穴在疾病诊断上也有一定参考价值。

如何准确找到穴位

要准确找到所要刮拭的穴位，首先要选用适当的取穴姿势。患者取穴时须依情况，采取坐姿、卧式或伸直肢体、屈曲肢体等体位。之后，用以下三种方法便可轻易地取准穴位：

1 参照物取穴法。"参照物"可以是人体的某些部位，如两眉之间取印堂穴、两乳之间取膻中穴、鼻尖定素髎穴、脐中定神阙穴等；也可以是一些位置明确的经络、穴位，如督脉和任脉位于人体正中线，其上的穴位较易确定，因此常作为两旁经穴定位的参考依据；取肢体外侧面的穴位时，应主要观察筋骨的凹陷等骨性标志；取肢体内侧面的穴位时，应注意动脉的搏动等。

2 反应点取穴法。人的身体如果有异常，相应穴位上便会出现各种反应。此时，轻抚该穴位周围的皮肤，能找到有肤质粗糙、肤色苍白、偶尔带有红色或有灼热感的异样部位；然后，用手指按压那个部位，会感觉到皮肤下面有点状的硬块，同时感觉到刀割样的刺痛，那么这就是应施治的穴位所在。另外，穴位反应点也会随病症出现色素沉淀，如黑痣、斑等，可根据具体情况确定穴位。

3 手指同身寸取穴法。取穴时经常用到"寸"这个单位。在这里的"寸"并不是一个长度统一的计量单位，因为人体高矮胖瘦各不相同，用统一的单位取穴难免失准。因此中医诊疗时，常常以本人的手指作为度量尺寸和寻找穴位的标准。因为手指在生长的过程中与身体的其他部位在大小、长短上有相对的比例，选取本人手指的某一部分作为长度单位是最合理的取穴方法。

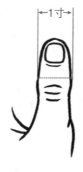

◀拇指同身寸：以本人大拇指的宽度为一寸。此法适用于四肢部的直寸取穴。

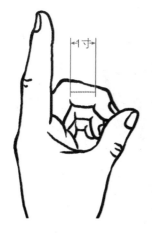

◀中指同身寸：以本人中指中间一节屈曲时内侧两端横纹头之间为一寸。此法可用于四肢部取穴的直寸和背部取穴的横寸。

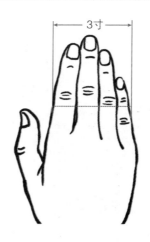

◀横指同身寸：本人将食指、中指、无名指并拢，以中指中节横纹处为准，其横宽为二寸；本人将食指、中指、无名指、小指并拢，以中指中节横纹处为准，其横宽为三寸。

反射区

手足耳反射区是按摩疗法的一个重要施术部位，可用于配合刮痧治疗。

全息医学认为，人体每一个有独立功能的器官都含有人的整体信息和图像。机体所有脏器在这些独特的器官上都有着各自的"投影区"。这些"投影区"即所谓的"反射区"。这些反射区具有与人体器官相对应的特点，当人体某个器官发生生理变化时，它相应的反射区首先会做出反应，如出现色变、按压有条索状物或出现压痛感等异常情况。如果我们对这些反射区加以按摩，就能直接调节和改善相对应的组织器官，乃至整体的生理功能，达到祛除疾病的目的。

现代科学研究也证明了这一点。研究发现，当刺激病变器官相对应的反射区时，人会有明显痛感，这种痛感会引起一系列神经体液的调节，从而激发人体潜能，调节机体的免疫力和抗病能力，阻断原有病理信息的反射，同时使体内产生大量的特殊"物质"，如同多种"内源性的药物"。这些"物质"可有效祛除人体病痛。

在人体众多投影区中，手、足、耳是发育程度较高、最理想的反射。因为它们最接近人体的整体构造。人的循环系统、消化系统、呼吸系统、内分泌系统、代谢系统、神经系统、运动系统、生殖系统以及五官等都能在手、足、耳部找到相对应的反射区。此外，手、足、耳神经丰富，感觉敏锐，信息传导路径密集，相对于身体其他部位来说又较容易实施按摩，因此越来越多的人开始接受手、足、耳反射区的按摩疗法。

手部反射区

人的双手分布着丰富的毛细血管网和末梢神经，是人体运用最多的组织器官。人的双手上分布有许多重要的经络和穴位，更有众多和人体脏器密切相关的反射区。因此在人体这个生命系统中，手是最能反映人体健康的器官，是生理和病理的显示器，记录着人体全部的健康信息，被称为是"人外在的大脑"。

每只手都有65个重要的反射区，人体的每个脏腑器官均在手上有反射区。内在脏腑器官的信息可以通过这些反射区反映出来，对这些反射区进行按摩刺激，能增强刮痧效果，有效地调整脏腑器官的功能，改善其生理状态，充分发挥人体的生物功能，缓解病痛，延年益寿。

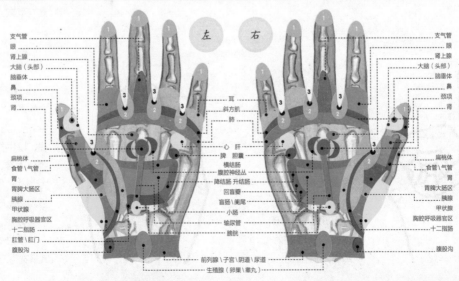

手掌反射区

足部反射区

俗话说："木枯根先竭，人老足先衰。"若把人体比喻为一棵树的话，那么足即为其根部，树根枯竭则枝折叶落，大树夭折。可见双足健康是人体健康的保证。足位于人体最底部，双脚密布着丰富的毛细血管、淋巴管和神经末梢，与人体五脏六腑和大脑组织密切相关，因此有人称足是人体的第二心脏。

足部反射区位于膝盖以下，遍布于足底、足背、足内侧、足外侧以及小腿，不仅仅局限于足底。足部反射区的排列与人体各器官的解剖位置基本一致。当人体取坐位或卧位，双足并拢两下肢前伸时，相当于足部反映的人体面对着你坐着。拇指部是头部；足跟部是臀部；接近正中线的器官的反射区在足内侧，如子宫、前列腺等；远离正中线的器官和部位的反射区在足外侧，如肩部、卵巢、睾丸等。

刺激双足的反射区，可产生神经反射作用，调节机体内环境的平衡，增强机体各组织器官潜在的原动力，从而起到调节机体各组织器官的生理功能、加速血液循环、提高内分泌功能、加强机体新陈代谢的作用，进而达到治病和保健的目的。

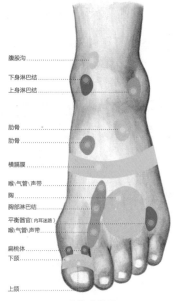

足背反射区

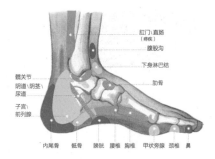

足内侧反射区

耳部反射区

耳廓就像是一个头朝下，臀朝上，倒着蜷缩在子宫里的胎儿。人身上的所有器官，大到五脏六腑、小到五官七窍，都在耳朵上有一个反应点。这个反应点就是小号的"反射区"。耳部共有300多个反射区。按摩双耳及其上反射区，能有效调节神经的兴奋和抑制过程，增强代谢功能，促进血液循环，从而有效镇痛、安神、消炎、止咳、发汗、退热、催眠等。

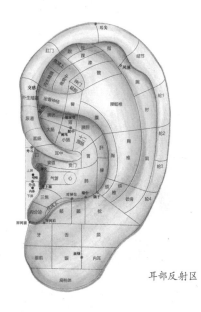

耳部反射区

Z EN · ME · GUA · SHA

怎么刮痧

了解刮痧用具 |LIAO JIE GUA SHA YONG JU|

刮痧板

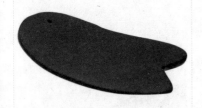

一般来说，凡是边缘比较圆滑的物体都可以当作刮痧工具，因此古人常把铜钱、银元、瓷碗等物品当作刮痧工具使用。这些工具在当前仍然是民间刮痧的常用工具。

不过，在刮痧馆和医院的专业刮痧治疗中，主要使用砭石、水牛角和玉石这三种材质的刮痧板。原因是：砭石的远红外辐射频带极宽，有丰富的微量元素，对人体有疏通经络，改善微循环的作用；水牛角味苦、咸，性寒，无毒性，具有清热解毒、凉血定惊的功效；玉石含有多种对人体有益的微量元素，佩戴玉石可使微量元素被人体皮肤吸收，活化细胞组织，提高人体的免疫功能。

使用刮痧板时要注意以下几点：

1. 刮痧板最好专人专用，防止交叉感染。
2. 刮痧板不能用高温消毒，清洗时用肥皂水清洗或者用酒精擦拭即可。
3. 水牛角刮痧板要避免长时间暴露在过于干燥的空气中，使用后应用清水冲洗，然后放入塑料袋装好。

刮痧油、美容刮痧乳

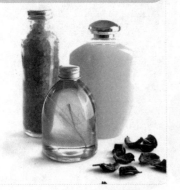

古人常用茶油、香油、橄榄油、麻油、酒、水等具有润滑效果的物质作为刮痧油。后来，人们又开始使用一些药剂，一来可润滑皮肤，二来药剂中含有的药物成分，还可以在一定程度上起到辅助治疗的效果。现代人们发明了专门的刮痧油和刮痧乳。刮痧油一般是用具有清热解毒、消炎镇痛的中药，以及润滑性好的植物油加工而成，使用时可以减轻疼痛、保护皮肤。美容刮痧乳一般用于美容刮痧，具有滋养皮肤、养颜祛斑等作用。

红花油能做刮痧油吗？

一般人通常会认为，红花油具有活血化瘀、通络止痛的功效，因此也可以用来做刮痧油。但事实上，红花油中的某些成分对皮肤具有刺激性，容易伤害皮肤，因此最好不要使用。

常用的刮痧手法 |CHANG YONG DE GUA SHA SHOU FA|

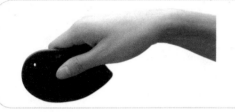

握板方法

　　刮痧板的正确握法如下：用手握住刮痧板，刮痧板的底边横靠手掌掌心，拇指和另外四指呈弯曲状，分别放在刮痧板的两侧，握住刮痧板。刮拭时向下的按压力来自掌心。

主要刮痧手法

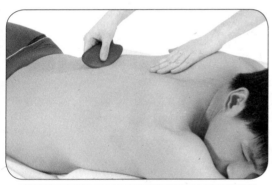

❶ 边刮法

要领 将刮痧板的整个边缘与身体接触成30°~60°角，利用腕力均匀地向同一方向刮拭。

适用部位 头部、腹部、背部、上下肢等身体比较平坦的部位。

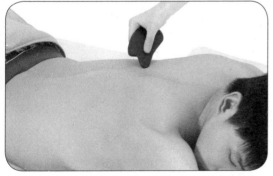

❷ 角刮法

要领 使用角形刮痧板刮拭，或者将刮痧板的棱角与身体接触成45°角，自上而下、由里向外刮拭，注意不要用力过猛伤及皮肤。

适用部位 四肢关节、脊柱两侧、骨突周围以及肩部的一些穴位，如肩贞、中府、云门等。

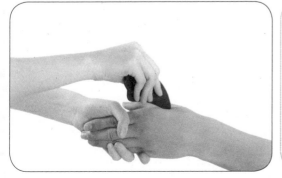

❸ 点压法

要领 刮痧板与穴位成90°角垂直，向下按压，逐渐加力，以患者能承受为度，保持几秒钟后迅速抬起，等待肌肉恢复原状再按下，如此反复5~10次。这是一种刺激性比较强的手法。

适用部位 肌肉丰厚处、无骨骼的软组织、骨骼关节凹陷部位。

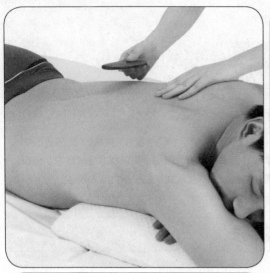

④ 拍打法

要领 一只手握住刮板一端，利用肘关节或腕关节的活动，使刮痧板的另一端速度均匀地拍打穴位，力道和缓，每次拍打20下左右为宜。

适用部位 腰背部、前臂、肘窝和腘窝。

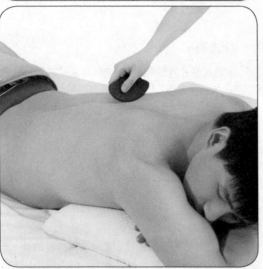

⑤ 摩擦法

要领 使用刮痧板反复摩擦刮拭皮肤，使皮肤产生热感。

适用部位 麻木、发凉或隐隐作痛的部位，或者腰部和腹部，也可用在刮痧前让受术者放松。

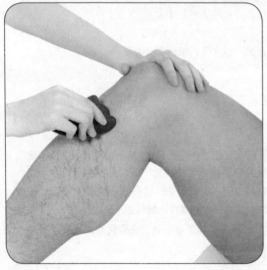

⑥ 按揉法

要领 刮板角按压在体表穴位处，做缓慢、柔和的旋转运动。操作时刮痧板始终不离皮肤，旋转速率以每分钟50～100次为宜。

适用部位 合谷、足三里、手足上的反射区和其他疼痛敏感点。

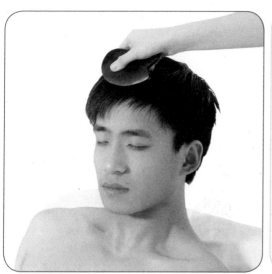

❼ 梳刮法

要领 刮痧板与头皮呈45°角，从前额发际或两侧太阳穴处，轻柔均匀、平稳连续地向后发际刮拭，动作要轻柔和缓。

适用部位 多用于头部。

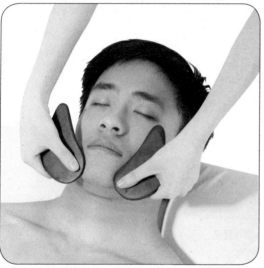

❽ 平抹法

要领 用刮痧板边缘接触皮肤，依靠腕力朝单一方向刮拭。注意用力均匀，移动平滑。

适用部位 额部、颞部、颈部。

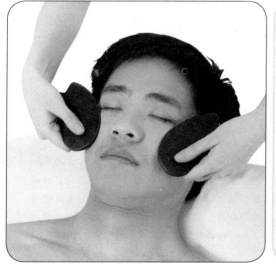

❾ 平压法

要领 用刮痧板的端面接触皮肤，向下连续按压5次。注意压而不实，力到即起。

适用部位 面部不适合使用平抹法的部位，以及迎香、四白等具体穴位。

不同部位的刮痧要领 | BU TONG BU WEI DE GUA SHA YAO LING |

头部 TOU BU

主要手法 头部刮痧以边刮法、梳刮法为主，每个部位刮拭30次左右。

动作要领

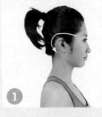 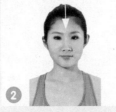 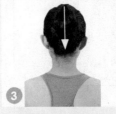

① 从太阳穴绕耳上，向头侧后部刮拭。先轻刮数次，再加重力度刮拭数次。

② 从百会穴向前额方向刮拭头顶正中部数次，然后刮拭正中部两侧数次。

③ 从百会穴向颈项方向刮拭后头部正中数次，然后刮拭正中部的两旁数次。

细节提示

1. 头部刮痧不涂抹刮痧油。

2. 刮至头皮发热即可，不求出痧。

3. 头部刮痧适用于白天，晚间刮拭会影响睡眠。

主要功效 头部为"诸阳之会"，刮拭头部最直接的效果就是促进头部血液循环，消除脑疲劳、清神益智、增强记忆力。同时，刮拭头部还能缓解头晕、头痛、失眠等常见不适之症。

面部 MIAN BU

主要手法 面部刮痧以平抹法、平压法为主。

动作要领

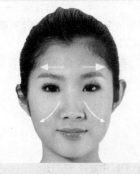

① 从上到下、由内到外沿肌肉纹理走向刮拭。
② 采用短时间、轻力度、多次数的方法进行刮拭。

细节提示

1. 面部出痧会影响美观，因此面部刮痧一般不要求出痧，但是一些要求出痧的病症除外。

2. 面部刮痧要涂刮痧油和美容刮痧乳，最好选择性质柔和、渗透性好、不油不腻，且具有一定杀菌消炎功效的刮痧油。

主要功效

面部是刮痧美容的必选部位，面部刮痧能改善面部血管的微循环，加速细胞的新陈代谢，促进衰老细胞的脱落，维护纤维的弹性状态，有排毒养颜、淡化皱纹、行气消斑的功效。此外，面部还是刮痧疗法改善眼部疾病、面部神经疼痛、牙痛等病症的"用武宝地"。

肩颈部 JIAN JING BU

主要手法 肩颈部刮痧以角刮法、摩擦法、点压法、按揉法为主。

动作要领

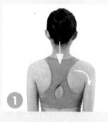

① 颈部从上向下刮，肩部从内向外刮。

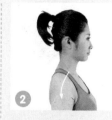

② 从颈部到肩上的肌肉比较丰厚，可以采用力道重、速度慢的刮法，而且要一气呵成，中间不要停顿。

③ 体瘦者脊椎棘突较明显，刮拭的时候力度不要过大，以免损伤脊柱。

细节提示

脊髓型颈椎病患者的后颈部禁刮。

主要功效

肩颈部刮痧对于缓解肩颈部疼痛有着立竿见影的效果。颈部是六条阳经通往头部的必经之路，刮拭肩颈部对于脑供血不足、五官病症都有较好的效果。因此刮拭外颈前部的廉泉、人迎等穴位对于喉咙、甲状腺有较好的保健作用，可缓解这两处的病症。

腰背部 YAO BEI BU

主要手法 人体的腰背部比较平坦，手法以边刮法、摩擦法、按揉法为主，夹脊穴用角刮法。

动作要领

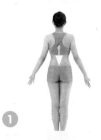

① 按照从上到下的顺序刮拭，当刮拭距离较长时可以分段刮拭，每段12~15厘米。

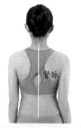

② 刮拭背部正中线——督脉时手法要轻，时间不宜过长，以免损伤脊椎。

细节提示

脊椎棘突突出者，可以用刮板棱角点按两棘突之间的方法进行刮拭。

主要功效

背部是督脉和足太阳膀胱经的主要循行部位，调理范围非常广泛，几乎所有五脏六腑的疾病都可以通过刮拭背部得到缓解。另外，背部面积较大且比较平坦，是出痧的主要部位，因此刮拭背部对于评价整个身体的健康状况，以及疾病治疗和日常保健都有非常重大的意义。

胸部 XIONG BU

主要手法 大面积刮拭整个胸部时用边刮法，刮拭胸部任脉和一些重点穴位用角刮法。

动作要领

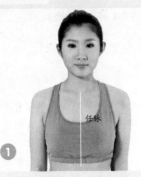

① 胸部正中的任脉，还有中府、云门等穴位要用角刮法自上而下刮拭，用力要均匀轻柔。

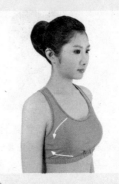

② 全面刮拭胸部时，要用刮板的整个边缘、从内向外沿肋骨缓慢刮拭，要求速度缓慢，力度柔和，切不可用力过大过猛。

细节提示 位于胸部的乳中穴（乳头）只能起定位作用，禁止刮拭。

主要功效 胸部刮痧主要用于改善心肺疾病，增强心肺功能。刮拭乳房周围的一些部位还对保养女性乳房、减少乳腺增生有良好的作用。

腹部 FU BU

主要手法 腹部刮痧以边刮法为主。

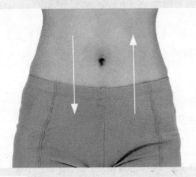

动作要领

① 用刮板的长条棱边进行刮拭。
② 原则上自上而下刮拭，内脏下垂者自下而上刮拭。
③ 腹部柔软，而且腹腔内有很多重要脏器，因此刮拭手法要柔和缓慢。

细节提示

1. 一些病症刮拭前要诊断清楚，内脏出血和急腹症不能刮拭腹部。
2. 饭后至少半个小时之后才可以进行腹部刮痧。
3. 刮拭腹部时将腹肌收紧，效果更好。
4. 位于腹部的神阙穴（肚脐眼）只能起定位作用，不可刮拭。

主要功效

腹部有任脉、肾经、胃经、脾经、肝经等多条经脉循行，刮拭腹部的主要作用是疏肝利胆、强健脾胃、补肾养血，辅助治疗消化系统和泌尿生殖系统疾病，还可以消耗腹部多余脂肪。

四肢 SI ZHI

主要手法　四肢部位的刮痧手法较复杂，边刮法、按揉法、点压法、角刮法都有可能用到，关节部位还会用到拍打法。

动作要领

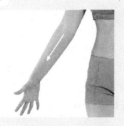

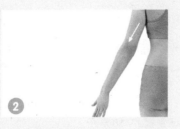

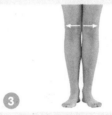

①　分段从上向下刮拭，刮拭距离要围绕所取的穴位尽量延长。

②　关节部位要顺着骨骼形态向下滑动刮拭。

③　刮拭膝眼穴时，应先用刮板棱角点按膝眼，然后由里向外刮拭。

细节提示

1. 轻度静脉曲张患者可以刮拭患处，但是手法要尽量轻柔，而且要从下向上刮拭，严重静脉曲张者禁止刮拭患处。

2. 肌腱、韧带损伤者禁止刮拭四肢。

3. 关节炎、关节积水患者禁止刮拭患处。

主要功效

四肢是十二正经的重要循行通道，刮拭四肢不仅可以活血化瘀，缓解关节和软组织疼痛，还能够推动经脉气血运行，调节阴阳，预防和调理五脏六腑的疾病。其中刮拭上肢主治心肺、大小肠疾病，刮拭下肢主治肝胆、脾胃、肾和膀胱疾病。

手足 SHOU ZU

主要手法　手足部分结构复杂，因此刮痧手法也是不拘一格。手足刮痧基本上以边刮法为主，手部掌骨间的穴位要用角刮法刮拭，足部的一些穴位要用角刮法和按揉法。

细节提示　足掌和手掌刮痧一般不涂刮痧油，足背和手背部刮痧要涂刮痧油。

主要功效　由于反射区遍布，手足部分几乎包括了人体健康状况的全部信息。刮拭手足可以很快调整处于疾病潜伏期的脏腑功能。此外，手足部分也是互为表里的阴阳正经相交汇的地方，上面分布着一些重要的穴位，如太溪、太冲、涌泉等，对于调理疾病有着重要的意义。此外，足底是保健刮痧的常用部位，睡前刮拭足底有助于消除疲劳，改善睡眠。

需要注意的刮痧细节 XU YAO ZHU YI DE GUA SHA XI JIE

刮痧注意事项

● 刮痧时间一般每个部位刮3~5分钟，最长不超过20分钟。对于一些不出痧或出痧少的患者，不可强求出痧，以患者感到舒服为原则。

● 保健刮痧不必抹油和出痧，每天刮拭3~10分钟，即能强身健体，调节免疫功能。

● 建议先对所要刮拭部位进行热敷，以减少疼痛感。

● 严格掌握每次刮拭只针对一种病症的原则，每次不超过30分钟，每个病症的几种刮拭方法中每次选择2~3种即可。

● 刮拭当中注意力度的掌握，当无法辨证灵活掌握力度时，就以患者的承受极限为准。

● 刮痧后立刻喝一杯热水，补充水分，促进新陈代谢。

● 刚刚刮完痧要注意避风，冬季刮痧应在刮痧后30分钟后才能外出。

● 刮痧后半小时内不要接触冷水，3个小时内不可以洗澡。

● 前一次刮痧部位的痧斑未退之前，不可在原处进行再次刮痧，可以选择其他经络穴位或者反射区刮拭。

不能使用刮痧疗法的情况

● 有严重心脑血管疾病、肝肾功能不全、全身浮肿者禁止刮痧。因为刮痧会使人皮下充血，促进血液循环，这会增加心肺、肝肾的负担，加重患者病情。

● 孕妇的腹部、腰骶部禁止刮痧，否则会引起流产。

● 体表有疖肿、破溃、疮痈、斑疹和不明原因包块处禁止刮痧，否则会导致创口的感染。

● 急性扭伤、创伤的疼痛部位或骨折部位禁止刮痧，否则会加重伤口处的出血。

● 接触性皮肤病传染者忌用刮痧，以免将疾病传染给他人。

● 有出血倾向者，如糖尿病晚期、严重贫血、白血病、再生障碍性贫血和血小板减少患者不要刮痧。

● 过度饥饱、疲劳，以及醉酒者不可接受重力、大面积刮痧，否则会引起虚脱。

● 眼睛、口唇、舌体、耳孔、鼻孔、乳头、肚脐等部位禁止刮痧。

● 严重精神疾病患者禁用刮痧法。

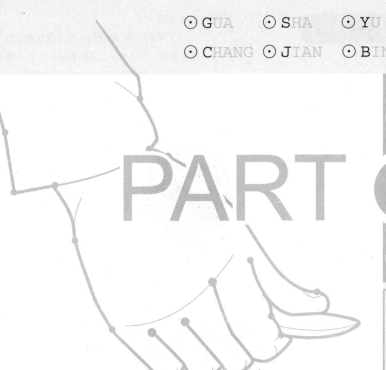

PART ③

第 ③ 章

刮痧与常见病

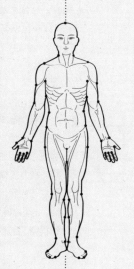

　　从本章开始，我们就要进入刮痧的实战了。刮痧疗法适用于多种病症的辅助治疗，可以缓解11大类、400多种疾病。随着理论研究的不断深入，这种疗法的适用范围将继续扩大。

　　在本书中我们选择一些生活中常见的、用刮痧治疗效果显著的病症进行讲解，每种病症提供多种取穴配方，每次选择2～3种即可，以保证调理的连续性。另外针对每种病症，我们都会提示相应的特效部位，这些部位对于改善该病有良效，有些甚至对缓解症状有立竿见影的奇效。

　　此外，对每个病症的讲解还包括一些保健箴言，对于缩短病程、预防该病有很好的指导意义。相信您在本章内容的帮助下，可以逐渐摆脱病魔的困扰，重新享受健康的快乐人生。

内科疾病

高血压

　　按照世界卫生组织的标准，在静息状态下成人的收缩压（高压）高于140mmHg（18.6kpa），舒张压（低压）高于90mmHg（12kpa），即为高血压。高血压是一种常见的心血管疾病，是冠心病、心绞痛等病症的重要诱因，严重威胁着人们的生命安全。我国高血压的发病率非常高，据有关部门统计，在我国35～74岁人群中，高血压发病率高达30％。经临床验证，刮痧疗法可有效预防和控制高血压。

症状表现　　高血压的常见症状为头痛、头晕、眼花、心悸、健忘、失眠、烦躁等。患者还可能因血压急剧升高，出现剧烈头痛、视力模糊、心率加快、面色苍白或潮红等症状，甚至还可导致脑部循环障碍，出现呕吐、颈项强直、呼吸困难、意识模糊、昏迷等症。

刮痧原理　　祖国传统医学将高血压归为"眩晕""头痛"的范畴，认为高血压是由情志内伤、饮食不节、肝肾阴亏阳亢、气虚邪冲使体内阴阳失调所致。刮痧疗法可以疏通经络、通脉止痛、补肾填精、疏肝理气，从而达到改善血液循环、平静情绪、降低血压的目的。

刮拭头部　　特效部位：

　　耳部降压沟：刮拭耳部降压沟对降低血压有奇效，不仅如此，耳部降压沟还能反映血压状况，如果降压沟上布满红色疹粒或出现脱屑，那么患者的血压可能已经很高了。

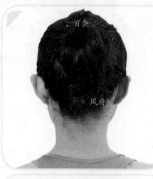

❶ 用边刮法刮拭头部督脉，从百会穴到风府穴。

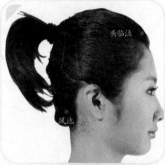

❷ 用梳刮法刮拭头部胆经，从头临泣穴到风池穴。

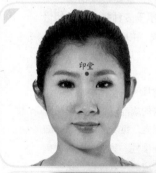

❸ 用摩擦法刮拭印堂穴。

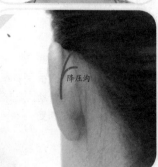

❹ 用角刮法刮拭耳部降压沟。

刮拭躯干

特效部位:

肩井穴:位于人体的肩上,乳头正上方与肩线交接处。按揉此穴可开窍通经、理气活络,有效缓解高血压症状。

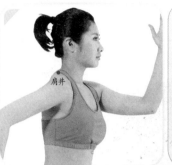

❶ 用摩擦法刮拭双侧肩井穴。

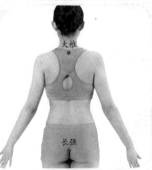

❷ 用边刮法刮拭背脊督脉,从大椎穴到长强穴。

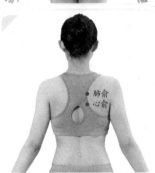

❸ 用角刮法刮拭脊椎两侧的膀胱经,重点刮拭肺俞穴、心俞穴。

刮拭四肢

特效部位:

曲池穴:位于人体的肘部横纹尽处,完全屈肘时,肘横纹外侧端处位置即是。按揉该穴能安抚情绪、镇定神经,降压效果十分显著。

太冲穴:在足背侧,第1、2跖骨结合部之间凹陷处。经临床观察发现,刺激太冲穴有良好的降压效果,可降低血浆中的内皮素含量,缓解因肝气升发太过而造成的血压负担。

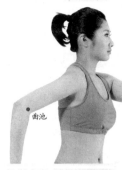

❶ 用摩擦法刮拭双侧曲池穴。

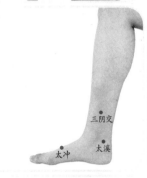

❷ 用边刮法刮拭下肢的三阴交穴,然后由上到下从三阴交穴刮到太冲穴,最后点揉太冲穴和太溪穴。

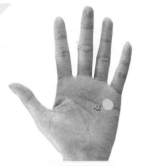

❸ 用摩擦法刮拭手掌心反射区。

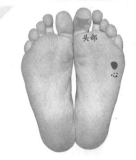

❹ 用摩擦法刮拭足底心、头部反射区。

调养建议
1.保证充足睡眠,每天不少于7小时。
2.早晨醒后躺在床上等3分钟后再起床,起床后最好进行一些轻微的体育活动,但是切忌剧烈运动。

低血压

低血压是指成年人由于生理或病理原因造成体循环动脉压力低于90/60mmHg（12/8kPa）的状态。与高血压相比，低血压对健康的危害常常被人们忽视。事实上，长期低血压可使机体功能大幅度减退，甚至还会导致短暂性脑缺血、脑梗死、心肌缺血等重大疾病。

症状表现

低血压患者经常出现头晕、头痛、食欲不振、疲劳、脸色苍白、记忆减退、消化不良、晕车晕船等症状，严重时还会出现直立性眩晕、四肢发寒、心悸、呼吸困难、发音含糊，甚至昏厥。

刮痧原理

中医上把该病归入"眩晕""虚劳""厥症"的范畴，中医改善低血压一般从补肾的观念论治。肾为先天之本，与人的生长、发育及各种功能的调节密切相关。此外，低血压患者往往因血管收缩力差，血流不畅，以心脏为主的血液循环异常，而出现各种不适症状。刮痧疗法可以补充脾肾阳气，改善人体造血功能，调节血管张力，促进血液循环，缓解低血压症状。

刮拭头部

特效部位：

人中穴：位于人体的面部，当人中沟的上1/3与中1/3交点处。刺激人中穴可以升高血压，保证机体各个重要脏器的血液供应，对低血压引起的昏厥有急救作用。

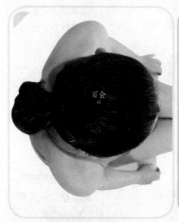

❶ 用摩擦法刮拭百会穴。

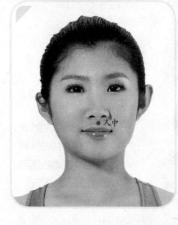

❷ 用按揉法按揉人中穴。

调养建议

1. 积极参加体育锻炼，并持之以恒，强健体质。

2. 清晨醒后慢慢起床，不宜过猛，可以先活动下四肢，伸个懒腰再慢慢起来，防止因短暂性大脑缺血造成的眩晕。

3. 日常饮食要均衡，营养丰富。和高血压相反，低血压患者可以适当增加钠和脂肪的摄入，少吃冬瓜、西瓜、菠菜、萝卜、芹菜及冷饮。

4. 保证充足的睡眠，养成规律的生活习惯。

刮拭躯干

特效部位：

膻中穴：位于人体的胸部正中线上，两乳头之间连线的中点。该穴位对于缓解低血压造成的心悸、呼吸困难有特效。

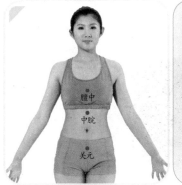

1 用角刮法刮拭任脉，从膻中穴经中脘到关元穴。绕开脐中。

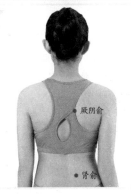

2 用边刮法刮拭背部膀胱经，从厥阴俞穴到肾俞穴。

刮拭四肢

特效部位：

三阴交穴：位于人体的小腿内侧，足内踝上缘三指宽，在踝尖正上方胫骨边缘凹陷处。该穴为足三阴经的气血交汇处，刮拭该穴对补足肾气有重要作用。

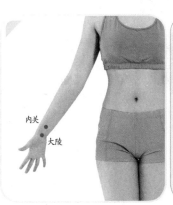

1 用边刮法刮拭手厥阴心包经，从内关穴到大陵穴。

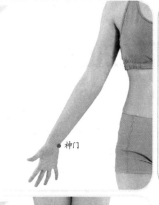

2 用摩擦法刮拭双侧神门穴。

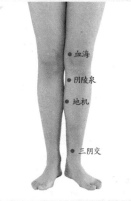

3 用边刮法刮拭足太阴脾经，从血海穴向下沿下肢内侧，经阴陵泉穴、地机穴等穴位到三阴交穴。

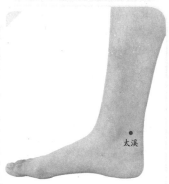

4 用摩擦法刮拭双侧太溪穴。

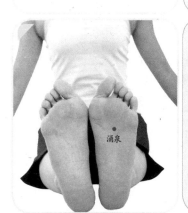

5 用摩擦法刮拭双侧涌泉穴。

高脂血症

血中总胆固醇或甘油三酯高于正常称为高脂血症。大量摄入高蛋白、高脂肪食品，运动量不足，血浆中脂肪大量固积，导致血液黏稠、流动缓慢，是形成高脂血症的主要原因。该病是老年人的常见疾病，但是随着生活条件的改善，以及人们户外活动时间普遍减少，患有高脂血症的年轻人正在迅速增加。该病是高血压、冠心病、脑血管病、糖尿病以及胆结石等疾病的重要诱因之一。

症状表现

高脂血症的主要症状为头晕、头痛、耳鸣、心烦、盗汗、遗精、面红发热、肢体麻木、口燥易干、易激动、肝脾中度肿大等。此外，患者常有急性腹痛症状，尤其是在摄入高脂食物之后会频繁发作。病情严重者眼皮、肘部、臀部等部位会出现黄色小颗粒状的脂肪粒或脂肪瘤。

刮痧原理

中医上该病属于"痰浊""痰痹"范畴，是因为脏腑功能失调，痰湿瘀血滞于中焦，阳气不化而形成的，而脾、肾功能失调是形成痰浊淤阻的主要原因。刮痧疗法可以通经活络、调理脾肾，通过调节人体消化系统，加速气血运行和脂肪分解，增强血管运送能力，稀释血液，达到降低血脂的目的。

刮拭头部 特效部位：

百会穴：位于当前发际正中直上5寸，或两耳尖连线与头顶正中线交点处。刺激此穴可全方位调节机体平衡，加速气血运行，并且缓解高脂血症引起的头晕、头痛症状。

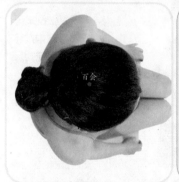

用摩擦法刮拭百会穴。

刮拭躯干 特效部位：

肾俞穴：位于人体的腰部，当第2腰椎棘突下，旁开1.5寸处。该穴连接任脉和督脉，具有温肾壮阳、行气活血的作用。

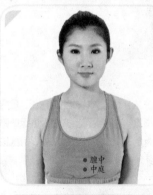

1

用角刮法刮拭胸部任脉，从膻中穴到中庭穴。

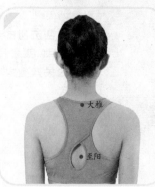

2

用边刮法刮拭背部督脉，从大椎穴到至阳穴。

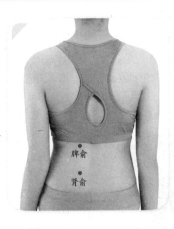

❸ 用角刮法刮拭背部膀胱经，从脾俞穴到肾俞穴。

脾俞

肾俞

刮拭四肢

特效部位：

　　丰隆穴：位于人体的小腿前外侧，当外踝尖上8寸，条口穴外，距胫骨前缘二横指（中指）。刺激此穴，可调和脾胃，加强气血流通，促进水液代谢，对因痰浊阻滞经络而致的高脂血症有较好效果。

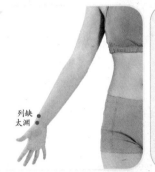

❶ 用边刮法刮拭手太阴肺经，重点刮拭列缺穴、太渊穴。

列缺
太渊

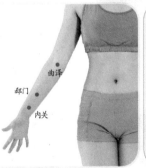

❷ 用边刮法刮拭手厥阴心包经，从曲泽穴到内关穴，然后重点刮拭郄门穴。

曲泽
郄门
内关

调养建议

在日常饮食上要吃粗粮、蔬菜和豆制品，少食用肉类和含糖量高的食品。要减少脂肪和油类的摄入。

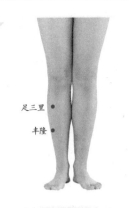

足三里
丰隆

❸ 用边刮法刮拭足阳明胃经，从足三里穴到丰隆穴。

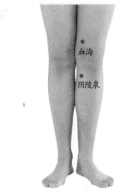

血海
阴陵泉

❹ 用边刮法刮拭足太阴脾经，从血海穴到阴陵泉穴。

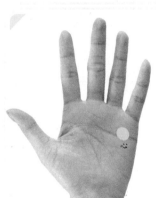

心

❺ 用角刮法刮拭手部心反射区，刮至皮肤微感发热即可。

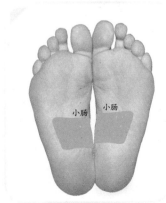

小肠　小肠

❻ 用摩擦法刮拭足部小肠反射区，以局部发热为宜。

偏头痛

偏头痛是反复发作的一种搏动性头疼，是由于人体受到某种刺激，导致颅内外血管收缩及扩张引发的，多见于女性。内分泌失调、食用刺激性食物、精神紧张忧虑以及遗传因素都有可能导致偏头痛反复发作。这是一种会逐步恶化的疾病，发生一次后发病频率会越来越高，同时可能导致大脑局部损伤，进而引发脑卒中。

症状表现

偏头痛发作前常有闪光、视物模糊、肢体麻木等先兆，大概数分钟至1小时后出现一侧或两侧头部一跳一跳地疼痛，并逐渐加剧，伴有面色苍白、四肢发冷等症状，直到出现恶心、呕吐后，才能有所好转，然后在安静、黑暗环境中或睡眠后头疼暂时彻底缓解。在头痛发生前或发作时可伴有神经、精神功能障碍。

刮痧原理

中医上该病属于"头风""厥头风"等范畴，主要由于肝、脾、肾功能失调，加之外感风邪，瘀血、痰浊、寒湿等多种病因和病理产物阻滞经络血脉，血气精微等身体必需的营养物质不能到达头面，头面失于濡养，则发生头痛。刮痧疗法以疏风祛瘀、补肾降火为法缓解偏头痛。

刮拭头部 特效部位：

翳风穴：位于耳垂后方，当乳突前下方与下颌角之间的凹陷处。刺激翳风穴，可以起到改善局部神经调节作用，有效调整大脑皮质功能，对偏头痛有很好的缓解作用。

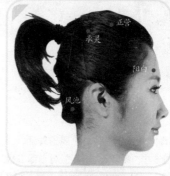

1
从阳白穴开始，用边刮法向后刮拭侧头部至后发际，中间经过的正营穴、承灵穴、风池穴为重点刮拭穴位。

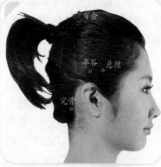

2
用梳刮法刮拭百会穴，然后从百会向下刮拭侧头部至后发际，中间经过的悬厘穴、率谷穴、完骨穴为重点刮拭穴位。

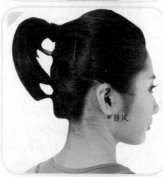

3
用点压法按压翳风穴。

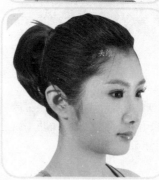

4
用摩擦法刮拭头维穴。

刮拭躯干

特效部位：

　　风池穴：位于枕骨下，入发际1寸，胸锁乳突肌与斜方肌上端之间的凹陷处。该穴是祛风散寒的首选穴位，刮拭该穴可以舒筋通络，对缓解头痛有显著作用。

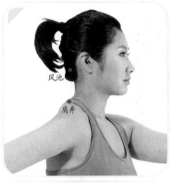

1 用边刮法刮拭颈背部足少阳胆经，从风池穴到肩井穴。

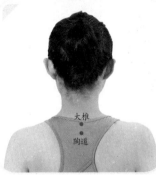

2 用边刮法刮拭督脉，从大椎穴到陶道穴。

调养建议

1. 多食用含镁的食物，如谷类食物、杏仁、腰果、豆腐等。
2. 少喝咖啡、酒等刺激性饮品。
3. 平时多开窗通风，远离有刺激性气味的场所。
4. 多做深呼吸和肩颈部运动。
5. 学会给自己减压。觉得压力大时泡泡温水浴，有助于减轻压力。
6. 外出时戴上太阳镜，防止阳光直射眼睛。

刮拭四肢

特效部位：

　　列缺穴：位于前臂桡骨茎突上方，腕横纹上1.5寸处。刮拭该穴可提高人体的痛阈和耐痛阈，镇痛作用显著，对于缓解偏头痛十分有效。

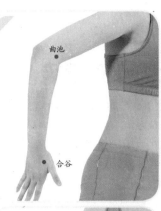

1 用边刮法刮拭手阳明大肠经，从曲池穴到合谷穴。

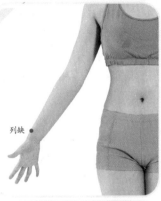

2 用按揉法按揉列缺穴。

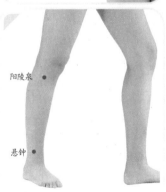

3 用边刮法刮拭下肢足少阳胆经，阳陵泉穴到悬钟穴。

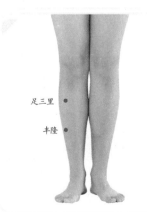

4 用边刮法刮拭足阳明胃经，从足三里穴到丰隆穴。

急性上呼吸道感染

急性上呼吸道感染是鼻腔、咽喉部位发生急性炎症的统称，包括感冒、急性咽喉炎、扁桃体炎等。当遇到受凉、淋雨、过度疲劳等诱发因素导致全身或呼吸道局部防御功能降低时，原已存在于上呼吸道或从外界侵入的病毒或细菌可引起本病。该病一般病情较轻，病程较短，预后良好。但由于发病率高，具有一定的传染性，不仅影响日常生活，有时还可产生严重并发症，应积极防治。

症状表现　该病症状主要为发热、畏寒、鼻塞、流涕、咳嗽、咽痛、扁桃体肿大以及恶心、呕吐、腹痛、腹泻、食欲减退、头痛、精神萎靡等。

刮痧原理　中医认为，该病主要是感受外邪，伤及肺络，导致人体肺气不足，抗病能力减弱，气候剧变时卫外功能无法适应，邪气乘虚由皮毛、口鼻入侵所致。刮拭相关穴位和反射区可缓解上呼吸道炎症，达到祛除寒邪、宣肺解表的目的，进而增强人体抗病能力，减轻症状。

刮拭头部　特效部位：
　　风池穴：位于项部，枕骨下，入发际1寸，胸锁乳突肌与斜方肌上端之间的凹陷处。该穴被称为体表的"感风之所，治风之穴"，具有祛风散寒、宣肺解表、宣通鼻窍的功效，对上呼吸道感染引起的感冒作用显著。

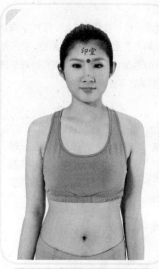

1 用角刮法刮拭印堂穴。

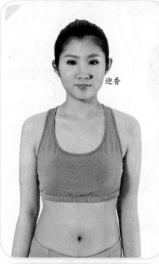

2 用点压法按压双侧迎香穴。

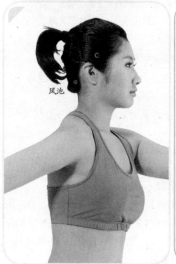

3 用摩擦法刮拭双侧风池穴。

刮拭躯干 特效部位：

风门穴：在背部，当第2胸椎棘突下，旁开1.5寸处。该穴是人体抵御风邪侵袭的重要屏障，刮拭此穴，可以疏风解表、宣肺透邪、增强和调节人体的免疫功能，对发热、感冒、咳嗽具有显著效果。

 刮拭四肢 特效部位：

列缺穴：在前臂桡骨茎突上方，腕横纹上1.5寸处。刮拭该穴能疏风解表、宣肺理气、利咽消肿，有效缓解急性上呼吸道感染引起的咽喉疼痛、扁桃体肿大等症状。

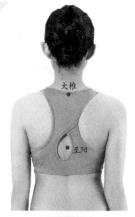

❶ 用边刮法刮拭背部督脉，从大椎穴到至阳穴。

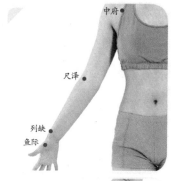

❶ 用边刮法刮拭手太阴肺经，从中府穴顺手臂而下经尺泽穴、列缺穴一直到鱼际穴。

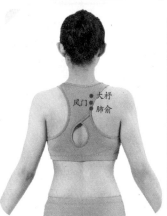

❷ 用角刮法刮拭背部膀胱经，从大杼穴经风门穴到肺俞穴。

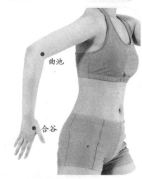

❷ 用边刮法刮拭手阳明大肠经，从曲池穴到合谷穴。

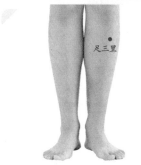

❸ 用摩擦法刮拭双侧足三里穴。

 调养建议

1.宜多饮开水，饮食宜清淡，多食蔬菜、水果。
2.坚持身体锻炼，提高机体预防疾病的能力及对寒冷的适应能力。
3.生活有规律，避免过劳，晚上尽量避免熬夜。
4.预防交叉感染。在呼吸道感染多发季节，出门应戴口罩；室内用食醋熏蒸；对患者进行隔离。

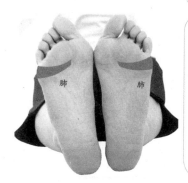

❹ 用边刮法刮拭足底肺反射区。

慢性支气管炎

慢性支气管炎是指气管、支气管黏膜及其周围组织充血肿胀而导致的慢性炎症，多是由于病毒和细菌感染、环境刺激、吸烟、天气变化引起，是一种常见病，尤以老年人多见。随着病情缓慢进展，常并发阻塞性肺气肿，甚至肺动脉高压、肺源性心脏病。

症状表现

该病主要症状为咳嗽、咳痰或喘息急促，常伴有鼻塞、头痛、咽痛、畏寒、发热、肌肉酸痛等症状，严重时气急不能平卧，甚至呼吸困难。早期症状轻微，多在冬季发作，春暖后有所缓解；晚期炎症加重时，症状长年存在，不分季节。该病不易治愈，且容易反复发作，如果长期侵扰则可能并发阻塞性肺气肿、肺源性心脏病等，严重影响患者的正常工作和生活。

刮痧原理

中医认为，慢性支气管炎的发病与肺、肾、脾三脏器亏虚有关，因感受外邪而生。刮痧疗法通过刮拭相关穴位和反射区，可以宣肺化痰、补肾纳气、行气消肿，消除气管、支气管黏膜及其周围神经组织的肿胀和炎症，达到辅助治疗的目的。

刮拭躯干

特效部位：

天突穴：位于人体颈部前正中线上，两锁骨中间，胸骨上窝中央。刮拭该穴可宣肺平喘，清音利痰，对呼吸衰竭有一定疗效，特别是对慢性支气管炎导致的外周性呼吸衰竭有很好的缓解作用。

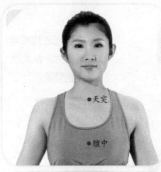
●天突
●膻中

① 用角刮法刮拭任脉，从天突穴到膻中穴，然后用点压法按压天突穴。

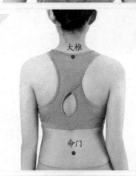
●大椎
●命门

② 用边刮法刮拭背部督脉，从大椎穴到命门穴，然后重点刮拭大椎穴。

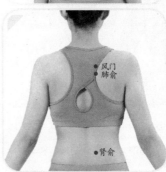
●风门
肺俞
●肾俞

③ 用角刮法刮拭背部膀胱经，从风门穴到肾俞穴，重点刮拭肺俞穴。

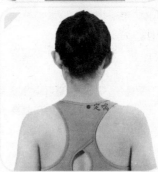
●定喘

④ 用点压法按压双侧定喘穴。

刮拭四肢

特效部位：

列缺穴：在前臂桡骨茎突上方，腕横纹上1.5寸处。列缺穴为人体手太阴肺经上的重要穴位，刮拭此穴可使肺通气量得到改善，从而使呼吸道阻力下降，支气管平滑肌痉挛得到缓解，辅助治疗慢性支气管炎。

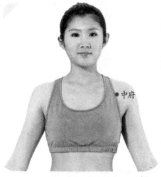

1 用角刮法刮拭双侧中府穴。

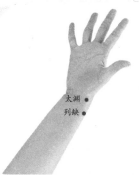

2 用边刮法刮拭手太阴肺经，从列缺穴到太渊穴。

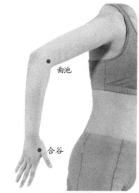

3 用边刮法刮拭手阳明大肠经，从曲池穴到合谷穴。

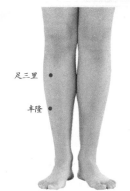

4 用边刮法刮拭足阳明胃经，从足三里穴到丰隆穴。

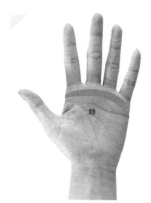

5 用摩擦法刮拭手部肺反射区。

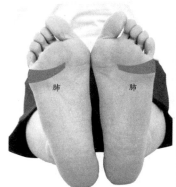

6 用边刮法刮拭足底肺反射区，以足心发热为宜。

 调养建议

1. 饮食宜清淡，忌辛辣荤腥。
2. 加强体育锻炼，增强体质，提高机体耐寒能力和机体免疫力。冬天坚持用冷水洗脸、洗手，睡前按摩脚心、手心，对预防本症都有一定帮助。
3. 在气候变化和寒冷季节，注意及时增减衣服，避免受凉感冒。
4. 保持良好的家庭环境卫生，室内空气流通新鲜，有一定湿度，控制和消除各种有害气体和烟尘，戒除吸烟的习惯，注意保暖。

肺气肿

肺气肿是指支气管末端的部分，包括呼吸细支气管、肺泡管、肺泡囊和肺泡的膨胀及过度充气，导致肺组织弹力减退或容积增大的一种阻塞性肺疾患的总称。简单地说，肺气肿就是指肺内残存的气体过多。该病会导致人吸入氧气和呼出二氧化碳困难，对心脏、大脑、肝脏、肾脏、胃肠道功能造成损害，尤其对心脏影响最大，会引起肺源性心脏病（简称肺心病），最后导致呼吸衰竭和心力衰竭。

症状表现

该病以渐进性的气急、气短、咳嗽、咯痰为主要症状，严重者可导致肺心病、呼吸衰竭。肺气肿发病缓慢，常以咳、喘、咯痰开始，逐渐出现气急，呼长吸短，且进行性加重，严重时甚至会丧失劳动力。

刮痧原理

该病在中医上属于"肺胀"的范畴，由宿痰伏肺，阻塞气道，气滞血瘀所致。刮痧疗法通过对特定穴位和反射区的刮拭，宣肺化痰，提高肺功能，改善和调节自主神经的功能以及机体对致病因素的反应性，修复病变组织，并增强肾上腺皮质功能，涤痰化瘀，排出肺内多余气体，从而减轻肺气肿症状。

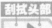

刮拭头部

特效部位：

耳部肺反射区：刺激该部位有清热利肺、止咳平喘的功效，可增强肺功能，有效缓解肺气肿。

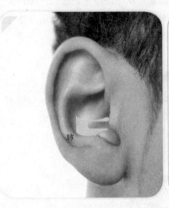

用按揉法按揉耳部肺反射区，以局部发热为宜。

刮拭躯干

特效部位：

定喘穴：在背部，第7颈椎棘突下，旁开0.5寸处。该穴是背部的经外奇穴，具有止咳平喘、通宣理肺的功效，对缓解肺气肿引起的气急气短症状有奇效。

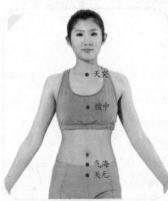

1 用角刮法刮拭胸部任脉，从天突穴到膻中穴，重点刮拭气海穴、关元穴二穴。

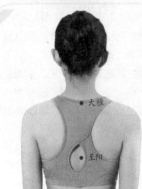

2 用边刮法刮拭背部督脉，从大椎穴到至阳穴。

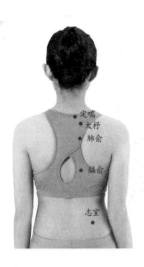

3 用角刮法刮拭背部膀胱经，从大杼穴到膈俞穴，重点是肺俞穴，然后重点刮拭两侧志室穴、定喘穴。

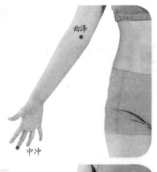

2 用边刮法刮拭双侧手厥阴心包经，从曲泽穴到中冲穴。

刮拭四肢

特效部位：

曲池穴：位于肘横纹外侧端，屈肘，当尺泽与肱骨外上髁连线中点处。刺激该穴能促进肺部受损组织的修复，消除咳、喘等肺气肿症状。

太渊穴：在腕掌侧横纹桡侧，桡动脉搏动处。太渊穴为肺经经气渐盛之处，具有补益肺气、通脉止痛的功效，常用于改善脾肺两虚引起的咳嗽多痰。刮拭此穴可降低气道阻力，改善肺的呼吸机能，对因肺虚或肺脏病变所导致的肢体沉重、关节酸痛等症状有较好的缓解作用。

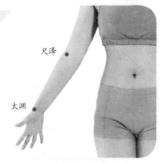

3 用边刮法刮拭双侧手太阴肺经，从尺泽穴到太渊穴。

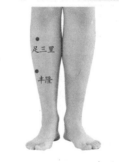

4 用边刮法刮拭双侧足阳明胃经，从足三里穴到丰隆穴。

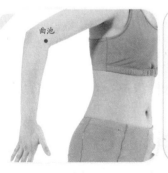

1 用摩擦法刮拭双侧曲池穴。

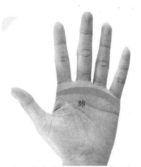

5 用按揉法按揉手部肺反射区，以局部发热发烫为宜。

调养建议 1.饮食上注意增加蛋白质和铁的摄入，多选择菌类食物，多喝水，忌食刺激性和油腻荤腥之物。
2.珍爱肺脏，远离烟草。

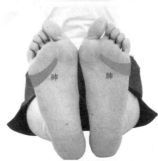

6 用按揉法按揉足底肺反射区，力度稍重。

百日咳

百日咳是由百日咳杆菌所引起的急性呼吸道传染病，通过飞沫传播，病程可长达2～3个月，多见于婴幼儿。该病可引发肺炎、肺气肿和支气管扩张等多种并发症，甚至导致窒息，危及生命，一般病后可持久免疫。

症状表现

百日咳的初期症状与普通感冒的症状类似，如流鼻涕、干咳和轻微发热。二者不同的是，百日咳经过数日后，咳嗽会逐渐加重，有时患者会咳得面红耳赤、涕泪交流、眼睑浮肿、舌向外伸，甚至大小便失禁、无法入睡。每次持续性强咳后，患者会张大嘴吸气，口中产生特有的高强声音。此外，百日咳患者的呼吸道还会因炎症而堵塞，出现鼻子不通气现象，鼻涕也会愈来愈浓稠。

刮痧原理

中医认为，疫邪从口鼻侵入人体，侵袭肺卫，使得肺失清肃、痰涎内阻、气机不畅是导致本病的重要原因。刮痧疗法可调节神经系统，对咳嗽中枢产生抑制，从而有效镇咳，还可以提高人体的免疫力，特别是使体内对百日咳杆菌有杀菌活性的体液免疫物质增加，起到杀菌的作用，从而达到辅助治疗本病的目的。

刮拭头部 特效部位：

颈百劳穴：在项部，当大椎穴直上2寸，后正中线旁开1寸处。颈百劳穴是经外奇穴，有滋补肺阴、舒筋活络的功效，对于缓解咳嗽症状效果显著。

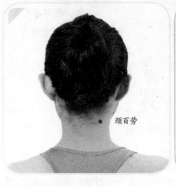

用点压法按压双侧颈百劳穴。

刮拭躯干 特效部位：

膻中穴：胸部当前正中线上，平第4肋间隙，两乳头连线的中点处。刮拭该穴能有效调节神经功能，松弛平滑肌，扩张冠状血管及消化道内腔，辅助治疗各种呼吸系统疾病。配以中府穴，止咳平喘效果更佳。

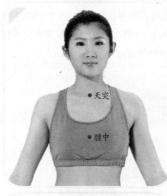

❶ 用角刮法刮拭胸部任脉，从天突穴到膻中穴，然后用边刮法由内向外刮拭胸部。

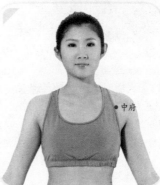

❷ 用角刮法刮拭双侧中府穴。

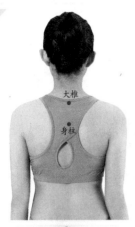

3

用边刮法刮拭背部督脉，从大椎穴到身柱穴。

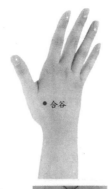

2

用摩擦法刮拭双侧合谷穴。

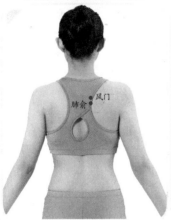

4

用角刮法刮拭背部膀胱经，从风门穴到肺俞穴。

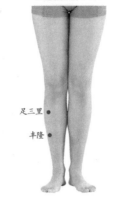

3

用边刮法刮拭足阳明胃经，从足三里穴到丰隆穴。

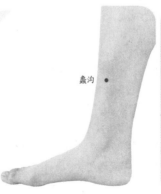

4

用边刮法刮拭双侧蠡沟穴。

刮拭四肢

特效部位：

列缺穴：在前臂桡骨茎突上方，腕横纹上1.5寸处。该穴与机体肺部机能关系紧密，刮拭此穴能疏风解表、宣肺理气、利咽消肿，调理各种肺部疾病。

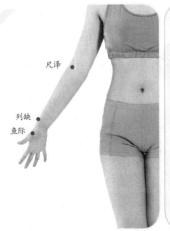

1

用边刮法刮拭手太阴肺经，从尺泽穴经列缺穴到鱼际穴。

调养建议

1. 切勿在患者附近吸烟，以免烟雾使患者咳嗽加剧。

2. 居室宜安静、温暖、日光充足、空气新鲜流通，可以适当进行户外活动。

3. 应选择营养高、易消化的食物，少量多餐。

4. 患者应自发病起隔离40天，或自痉挛性咳嗽起隔离4周，避免传染。

胃、十二指肠溃疡

胃、十二指肠溃疡又叫消化性溃疡，其中以后者较为多见，是由幽门螺旋杆菌感染或胃酸分泌过多引起的慢性周期性消化道溃疡。体质弱、环境差、饮食差、生活习惯不规律、精神紧张等因素，均可成为诱发因素。据流行病学调查表明，我国约有10%的人口在其一生中患过该病。该病治疗不当会引起严重的并发症，如胃部大出血、胃穿孔等。

症状表现　　本病除了以有规律的周期性上腹部疼痛为主要特征外，还伴有烧心、嗳气、泛酸、打嗝、流涎、呕吐、失眠、食欲不振，甚至消瘦、贫血、大便呈黑色等症状。

刮痧原理　　中医认为本病病在胃，但与肝脾关系非常密切：情志不畅以致肝失疏泄；饮食不节以致脾胃损伤；湿热郁结中焦；脾气郁结等均可导致溃疡的发生。而长期体力或脑力劳动过度，使脾胃耗损，气血失畅，也是致使溃疡发生的重要原因。刮痧疗法可以疏肝和胃、温中健脾，调节胃酸的分泌，缓解该病引起的不适症状，控制和改善溃疡。

刮拭躯干　　特效部位：

中脘穴：在前正中线上，脐上4寸处。刮拭该穴对胃肠功能有调整作用，可以起到健脾和胃、补中益气的功效，对缓解胃痛和胃、十二指肠溃疡效果显著。

不容穴：位于人体的上腹部，当脐上6寸，距前正中线2寸处。刮拭该穴，对于缓解呕吐、上腹疼痛等胃溃疡导致的不适症状有显效。

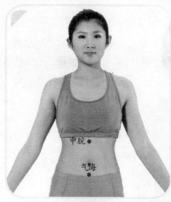

1 用边刮法刮拭腹部任脉，从中脘穴到气海穴。

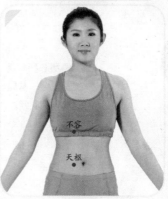

2 用边刮法刮拭腹部足阳明胃经，从不容穴到天枢穴。

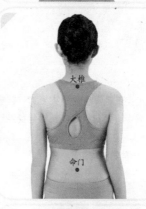

3 用边刮法刮拭背部督脉，从大椎穴到命门穴。

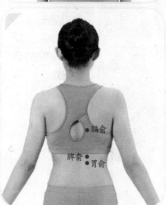

4 用边刮法刮拭背部膀胱经，从膈俞穴经脾俞穴到胃俞穴。

特效部位：

梁丘穴：位于伸展膝盖用力时，筋肉凸出处的凹陷处。刮拭该穴可以抑制胃酸分泌，恢复胃功能，有效缓解上腹部疼痛症状。

足三里穴：位于小腿前外侧面的上部，距离胫骨前缘1寸。刮拭该穴对胃运动及分泌功能有明显的调整作用，可使胃酸分泌减少，胃酸度下降，从而有利于缓解胃、十二指肠溃疡症状。

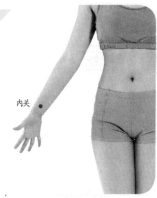

③ 用点压法按压双侧内关穴。

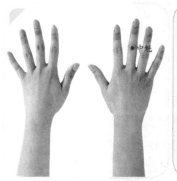

① 用摩擦法刮拭双侧中魁穴。

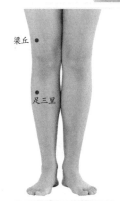

④ 用边刮法刮拭足阳明胃经，从梁丘穴到足三里穴。

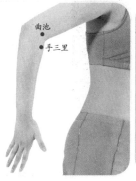

② 用角刮法刮拭手阳明大肠经，从曲池穴到手三里穴。

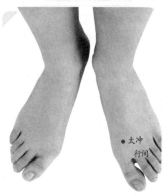

⑤ 用角刮法刮拭足部足厥阴肝经，从太冲穴到行间穴。

 调养建议

1. 精神紧张、情绪激动、忧虑焦躁会对大脑皮层产生不良的刺激，不利于食物的消化和溃疡的愈合。保持轻松愉快的心情是改善胃溃疡的关键。
2. 消化性溃疡患者不可过分劳累。否则不仅会影响食物的消化，还会妨碍溃疡的愈合。
3. 消化性溃疡患者要尽量避免服用对胃黏膜有损害的各种药物，如阿司匹林等。

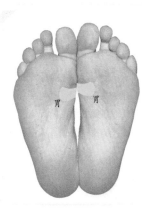

⑥ 用摩擦法刮拭足底胃反射区，力度要求均匀。

胃下垂

健康人的胃应该固定在上腹腔，而患有胃下垂的人在站立时，明显感觉到胃的位置下移，甚至移到了下腹腔。这种病多见于体型瘦长、体质虚弱、腹壁松弛、腹肌薄弱的人。胃下垂会严重影响胃的消化能力。

症状表现
胃下垂患者从腹部外观上就能明显识别：吃过饭下腹膨隆，上腹部胃区下陷，并且可以看到主动脉搏动。轻度胃下垂患者一般无症状，下垂明显者常感到腹胀，伴有恶心、嗳气、厌食、便秘等症状，有时腹部有深部隐痛感，常于餐后、站立及劳累后加重。长期胃下垂患者常有消瘦、乏力、站立性昏厥、低血压、心悸、失眠、头痛等症状。

刮痧原理
胃下垂主要和体质有关，身体虚弱、腹壁脂肪薄、肌张力减弱、脏器韧带松弛是导致胃下垂的主要原因。该病在中医上属于"中气下陷"范畴，由中气不固、脾气不足引起。刮痧疗法能够强健脾胃，补中益气，调整消化系统，提高腹内压，增强膈肌悬吊力和胃部动力，改善肝胃、膈胃韧带功能，缓解胃下垂。

刮拭头部 特效部位：
百会穴：当前发际正中直上5寸，或两耳尖连线与头顶正中线交点处。百会穴能够通达周身脉络经穴，按摩此穴能调节机体平衡，通络止痛，缓解胃脘坠胀不舒、倦怠乏力等胃下垂症状。

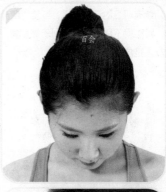
❶ 用摩擦法刮拭百会穴。

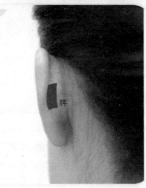
❷ 用角刮法刮拭耳背的脾反射区。

刮拭躯干 特效部位：
中脘穴：位于胸骨下端和肚脐连接线中点处。刮拭此穴，对胃肠功能有调整作用，可以起到健脾和胃、补中益气的功效，对调理胃下垂有显著效果。

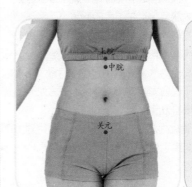
❶ 用边刮法刮拭腹部任脉，从上脘穴到关元穴，重点刮拭中脘穴。

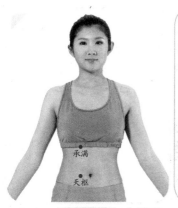

② 用角刮法刮拭两侧的足阳明胃经，从承满穴到天枢穴。

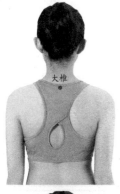

③ 用摩擦法刮拭大椎穴。

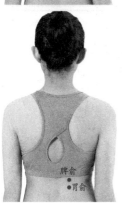

④ 用角刮法刮拭背部膀胱经的脾俞穴和胃俞穴。

调养建议

1. 饮食上注意营养搭配，少食多餐，少吃刺激性强和不易消化的食物。
2. 饭后尽可能卧床休息片刻，并在休息时把下肢垫高。
3. 加强体育锻炼，着重锻炼腹肌，运动量要逐步增加，并持之以恒。
4. 避免精神紧张、劳累过度。
5. 睡觉时以仰卧和右侧卧为主。

 刮拭四肢

特效部位：

足三里穴：位于小腿前外侧面的上部，距离胫骨前缘1寸处。足三里是胃经合穴，刮拭此穴不仅能有效缓解胃下垂引发的恶心、嗳气、厌食等症状，还能够补脾健胃、调和胃部气血，有效改善胃下垂。

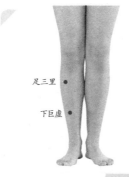

① 用边刮法刮拭下肢的足阳明胃经，从足三里穴到下巨虚穴。

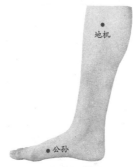

② 用边刮法刮拭下肢的足太阴脾经，从地机穴到公孙穴。

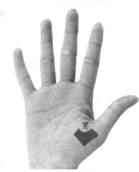

③ 用摩擦法刮拭手掌胃反射区，以局部发热发红为宜。

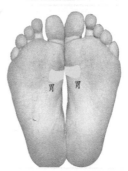

④ 用按揉法由足跟向足趾方向刮拭足部胃反射区。

泌尿系统结石

泌尿系统结石又称为"尿路石症"，是指泌尿系统某个器官出现结石，影响尿液排出的现象。结石一旦生成，会阻塞尿路，时间一长形成肾积水，使肾脏的泌尿功能受损。此外，尿路梗阻还会造成非细菌感染引起的炎症反应，严重者可诱发癌变。因此，发生泌尿系结石后，应及时治疗，避免延误，以防造成器质性损害。

症状表现

该病主要症状为腰部或腹部刀割样疼痛，沿患侧输尿管向下腹部、外阴部和大腿内侧放射，常在活动后加重，并伴有面色苍白、出冷汗、恶心、呕吐，严重者出现脉搏虚弱而快、血压下降等症状。疼痛常阵发性发作，有的患者可从尿内排出小的结石、镜下血尿或肉眼血尿。

刮痧原理

中医认为，肾虚、膀胱湿热为本病的基本病机。正常的泌尿是由膀胱的气化产生，气化的动力来自于肾。各种原因导致肾虚，影响膀胱的气化功能，使体内水液代谢失调、开合失司，引起水道涩滞，日久水液杂质沉渣结为沙石，导致结石。刮痧疗法能够补肾健脾，利尿祛湿，活血化瘀，最终疏通人体代谢系统，达到排出细小结石的目的。

刮拭躯干

特效部位：

肾俞穴：在第2腰椎棘突下，旁开1.5寸处。刮拭此穴能增加肾脏血流量，改善肾脏血液循环，加速肾杂质的排泄，活跃肾机能，利尿排石。

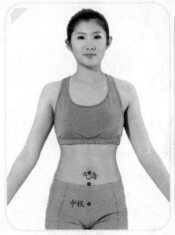

气海
中极

1 用边刮法刮拭腹部任脉，从气海穴到中极穴。

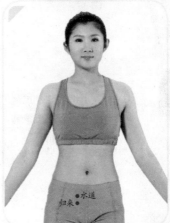

●水道
归来●

2 用角刮法刮拭腹部足阳明胃经，从水道穴到归来穴。

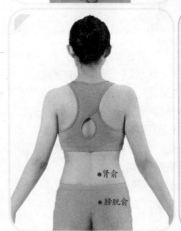

●肾俞
●膀胱俞

3 用角刮法刮拭背部膀胱经，从肾俞穴到膀胱俞穴。

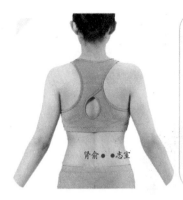

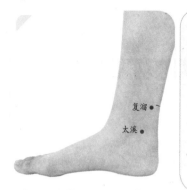

③

用按揉法按揉复溜穴、太溪穴。

复溜

太溪

④

用点压法按压肾俞穴和志室穴。

肾俞 ● ● 志室

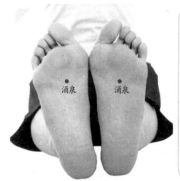

④

用按揉法按揉涌泉穴。

涌泉　涌泉

刮拭四肢

特效部位：

　　复溜穴：位于太溪穴直上2寸处，跟腱的前方。复溜穴是足少阴肾经的经穴，穴内肾阴之气较为充沛，具有滋阴补肾、固表通利的双重作用，对于泌尿系结石及生殖系统疾病效果显著。

　　涌泉穴：位于足底部，在足前部凹陷处，第2、3趾缝纹头端与足跟连线的前1/3处。刺激此穴可改善局部毛细血管、毛细淋巴管的通透性，从而促进血液、淋巴液在体内的循环，调整人体的代谢过程，促进结石物排出体外。

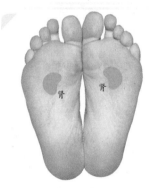

⑤

用按揉法按揉足底肾反射区，以感觉发热为宜。

肾　肾

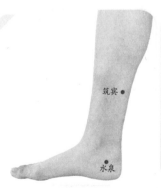

①

用角刮法刮拭足少阴肾经，从筑宾穴到水泉穴。

筑宾 ●

水泉

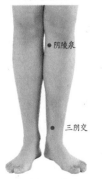

②

用边刮法刮拭足太阴脾经，从阴陵泉穴到三阴交穴。

● 阴陵泉

三阴交

调养建议

1. 在日常生活中要少吃动物蛋白，包括肉、蛋等。

2. 少吃盐，尽量保持清淡的饮食。

3. 多喝水，体力工作者或高温作业的人要多喝水，但是不要喝浓茶。

4. 要少吃草酸多的蔬菜，例如菠菜等深绿色的蔬菜，因为体内的草酸过多容易形成结晶，导致泌尿系结石的产生。

甲状腺功能亢进

甲状腺功能亢进简称"甲亢"，是由于甲状腺激素分泌过多，引起人体代谢过程加快，代谢率增高的一种常见内分泌疾病。人们对该病往往认识不足，从而忽视早期医治。事实上甲状腺功能亢进是一种较难治愈的疾病，严重时甚至会危及生命。

症状表现

主要临床表现为心慌、心动过速、怕热、多汗、食欲亢进、消瘦、体重下降、疲乏无力及情绪易激动、性情急躁、失眠、思想不集中、眼球突出、手舌颤抖、甲状腺肿大，女性可出现月经失调甚至闭经的现象，严重者可出现甲亢危象、昏迷。

刮痧原理

中医认为，甲状腺疾病多因肝郁火伏，以致激动肝火，或情志内伤，肝气郁结而引发。刮痧疗法通过刮拭穴位和反射区，可以疏肝解郁、理气化痰、活血祛瘀、滋阴养血、补益元气，调节甲状腺激素分泌和机体的脏腑功能，恢复机体各个系统，尤其是免疫系统的正常功能，从而达到辅助治疗该病的目的。

刮拭头部　特效部位：

攒竹穴：位于眉头内侧端凹陷处。刺激该穴可调整头、眼部血液循环，缓解因甲亢而导致的眼球突出症状。

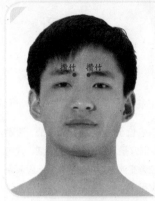

❶ 用摩擦法刮拭双侧攒竹穴。

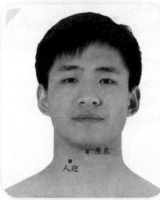

❷ 用按揉法按揉人迎穴、廉泉穴，注意手法要轻柔。

刮拭躯干　特效部位：

天突穴：位于人体颈部前正中线上，两锁骨中间，胸骨上窝中央。刺激此穴可以有效缓解甲亢引起的甲状腺肿大的症状。

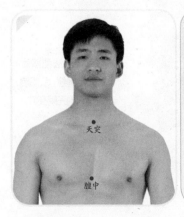

❶ 用角刮法刮拭胸部任脉，从天突穴到膻中穴，然后用点压法按压天突穴。

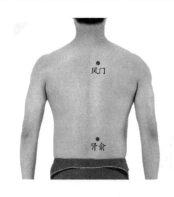

2 用角刮法刮拭背部膀胱经，从风门穴到肾俞穴。

刮拭四肢

特效部位：

太冲穴：在足背侧，当第1、2跖骨结合部的前方凹陷中。该穴是肝经原穴，刺激这一穴位可以泻肝火、理肝气，从根本上缓解甲亢引发的各种症状。

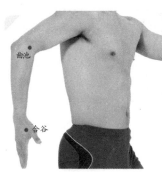

1 用边刮法刮拭手阳明大肠经，从曲池穴到合谷穴。

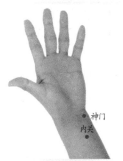

2 用点压法按压双侧内关穴、神门穴。

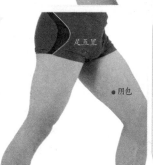

3 用边刮法刮拭下肢足厥阴肝经，从阴包穴到足五里穴。

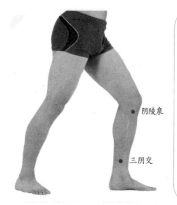

4 用边刮法刮拭足太阴脾经，从阴陵泉穴到三阴交穴。

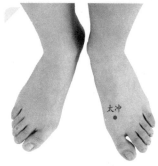

5 用按揉法按揉太冲穴。

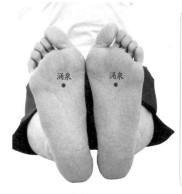

6 用边刮法从脚跟到脚趾刮拭足底，然后重点刮拭涌泉穴。

调养建议

1. 多吃高蛋白食物，多吃水果蔬菜，勿食辛辣食物和海味，戒烟戒酒。
2. 要保证足够的休息，避免过度劳累，病情稳定后可以适当锻炼身体，增强免疫力。
3. 把不必要的心理负担抛开，积极良好的心态对甲亢的治疗很有帮助。

便秘

便秘是指大便秘结不通、排便时间延长或有排便感但艰涩难排的一种常见临床病症。大肠蠕动功能失调，以及不良饮食习惯、排便习惯、生活习惯及精神因素是造成慢性习惯性便秘的主要原因。长期便秘会使人因毒素无法及时排出而出现腹胀、口臭、食欲减退和易怒等身体中毒症状，还会引起肥胖、皮肤老化、贫血、肛裂、痔疮、直肠溃疡等疾病。

症状表现

便秘的主要症状是大便次数减少，间隔时间延长，或间隔时间虽正常，但粪质干燥、排出困难，并伴有腹胀、腹痛、食欲减退、嗳气反胃等症。

刮痧原理

中医认为，"大肠主津"，一旦大肠异常，津液不足，就会造成火热之气郁结体内，继而导致大便干燥、排便困难。肺与大肠相表里，肺气虚也会影响大肠的蠕动功能，造成便秘。此外，由紧张和焦虑等精神压力造成的肝气郁结、肝火上亢也是促成便秘的重要原因。刮痧疗法可以通腑泄热、顺气导滞、益气养血、滋阴润肠，改善肠腑功能，促进排便，缓解便秘症状。

刮拭躯干

特效部位：

天枢穴：位于人体中腹部，脐左右旁开2寸处。刮拭该穴可以疏调肠腑、理气行滞，显著增强胃肠动力，缓解便秘。

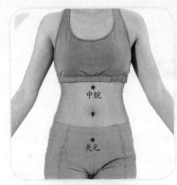

① 用边刮法刮拭腹部任脉，从中脘穴到关元穴。

中脘
关元

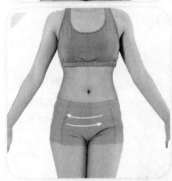

② 用边刮法从左到右，或从右到左刮拭腹部，要求力度大，速度慢。

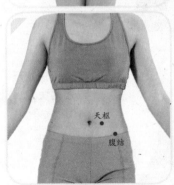

③ 用角刮法刮拭双侧天枢穴、腹结穴。

天枢
腹结

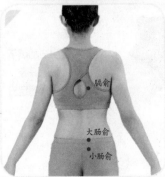

④ 用角刮法刮拭背部膀胱经，从膈俞穴到小肠俞穴，重点刮拭双侧大肠俞穴、小肠俞穴，此处是大、小肠在背部的对应区。

膈俞
大肠俞
小肠俞

刮拭四肢

特效部位：

支沟穴：在前臂背侧，当阳池与肘尖的连线上，腕背横纹上3寸处，尺骨与桡骨之间。刮拭该穴可以行气活血，舒筋通络，通调腑气，增强机体的排毒功能，对便秘效果显著。

昆仑穴：位于脚踝外侧，在外踝顶点与脚跟相连线的中央点。刮拭该穴可使不蠕动和蠕动很弱的降结肠下部及直肠的蠕动增强，并产生便意，缓解习惯性便秘。

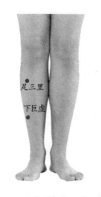

4 用边刮法刮拭足阳明胃经，从足三里穴到下巨虚穴。

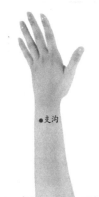

1 用摩擦法刮拭双侧支沟穴。

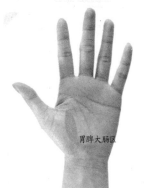

5 用摩擦法刮拭双侧昆仑穴。

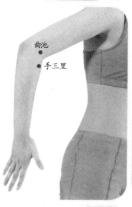

2 用边刮法刮拭手阳明大肠经，从曲池穴到手三里穴。

6 用摩擦法刮拭双手胃脾大肠区。

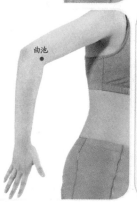

3 用点压法按压曲池穴。

调养建议
1. 养成定时排便的习惯。
2. 多饮水（每天8～10杯），忌食辛辣刺激性食品，饭后喝一杯酸奶。
3. 适当进行户外活动，多做下蹲起立及仰卧屈髋压腹动作。
4. 多吃蔬菜水果，保证膳食纤维的摄入，避免饮食过于精细而缺少足量的膳食纤维。

痢疾

　　痢疾是由痢疾杆菌引起的肠道传染病。痢疾杆菌进入人体消化道，就在肠道内大量繁殖，经数小时至7天左右的潜伏期引起该病，在环境卫生状况差、个人卫生习惯不良的情况下易于流行。痢疾于早期治疗效果较好，如果治疗不彻底或不适当，容易转为慢性痢疾，较难根治，病情严重时可能危及生命。

症状表现

　　该病开始时只有轻度腹痛、腹泻，大便每天2～4次，呈水样或糊状，解便后腹痛缓解，伴有低热。随后体温开始升高，出现恶心、呕吐、头痛等症状，便中出现脓血。病情严重时体温可达40℃以上，每日大便次数可达20～30次，大便呈脓血样、量少，腹痛剧烈，下坠较重，四肢发凉，很快出现脱水现象，有的可引发意识障碍。

刮痧原理

　　中医认为，该病是因为外感时邪、内伤饮食，导致脾胃虚弱所致。刮痧疗法可以去滞、调气、和血，健脾温中，行气活血，清肠解毒，加强肠道对肠内容物的吸收，恢复肠道功能，有效缓解痢疾症状。

刮拭头部

特效部位：

　　印堂穴：位于两眉头间连线与前正中线之交点处。该穴为面部黄金点，是调节人体机能的最佳作用点，可通调全身机能，按摩此穴能疏理气机，健脾和胃，调整肠道功能。

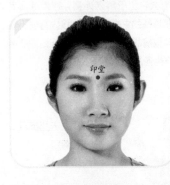

用按揉法按揉印堂穴。

刮拭躯干

特效部位：

　　天枢穴：位于人体中腹部，脐左右旁开2寸处。该穴是大肠经气血的主要来源，刮拭该穴具有解毒、清热的作用，对缓解痢疾症状效果显著。

　　脾俞穴：位于背部，当第11胸椎棘突下，旁开1.5寸处。刮拭该穴可以清热利湿、健脾温中，缓解由痢疾引起的腹泻、大便稀烂等症状。

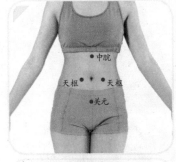

❶ 用边刮法刮拭腹部任脉，从中脘穴到关元穴，然后用角刮法重点刮拭天枢穴。

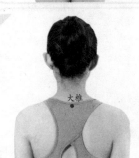

❷ 用边刮法刮拭大椎穴。

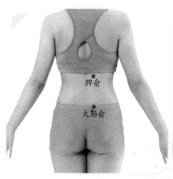

刮拭四肢

③
用角刮法刮拭背部膀胱经，从脾俞穴到大肠俞穴，重点刮拭脾俞穴。

特效部位：

上巨虚穴：在犊鼻穴下6寸，足三里穴下3寸处。此穴属于胃经，主治肠胃方面的疾病，特别对于急性细菌性痢疾有很好的功效。

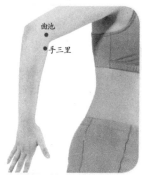

①
用边刮法刮拭手阳明大肠经，从曲池穴到手三里穴。

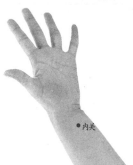

②
用点压法按压双侧内关穴。

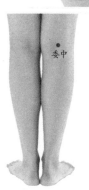

③
用摩擦法刮拭双侧委中穴。

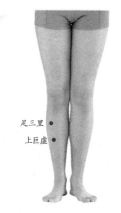

④
用边刮法刮拭足阳明胃经，从足三里穴到上巨虚穴。

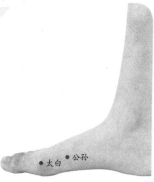

⑤
用边刮法刮拭足太阴脾经，从公孙穴到太白穴。

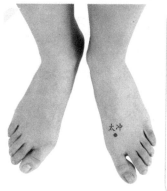

⑥
用点压法按压双侧太冲穴。

调养建议

1. 发病时应给予患者流质或半流质无渣饮食，忌食刺激性、多油、多渣和粗纤维食物，还要注意补充水分和盐。
2. 多饮水，充分睡眠和休息。
3. 注意腹部保暖，禁洗冷水浴。
4. 保持个人和环境卫生，注意饮食卫生。

顽固性打嗝

顽固性打嗝又叫"呃逆""膈肌痉挛"。胸腔和腹腔之间的膈肌和身体其他器官一样，也有神经分布和血液供应。当打嗝的诱因传导给大脑后，大脑就会发出指令，使膈肌产生阵发性和痉挛性收缩，于是就出现打嗝。偶尔打嗝并没有什么危害，但是经常性地打嗝不止就有可能是饮食习惯不良，或者胃肠道慢性疾病引发的胃蠕动减弱造成的，需要引起足够的重视。

症状表现　顽固性打嗝常见于男性，除了经常性打嗝不止外，多伴有膈肌胸膜炎、肺炎、尿毒症、酒精中毒等疾病。

刮痧原理　胃、食管功能发生改变和外界物质的刺激，都会使有害物质控制膈肌的传出或传入神经，造成顽固性打嗝。中医认为，顽固性打嗝的根源在于胃气上逆，由胃失和降或正气亏虚造成，刮痧疗法通过调理胃气，达到降逆止呃的目的。

调养建议　1. 首先，吃饭要细嚼慢咽，而且不能一边吃饭一边喝水或者喝其他液体饮料，这样会冲淡胃中的消化液，降低消化液的浓度，从而引起打嗝。其次，吃饭时最好不要不停地说话，以免吸进过多的空气。此外，冬天时不要在露天场所进食。
2. 大风天气可以戴上口罩，避免吸入过多冷空气。

　刮拭头部　特效部位：

翳风穴：位于耳垂后方，当乳突与下颌角之间的凹陷处。刺激翳风穴可使处于抑制状态的迷走神经兴奋，抑制膈肌的异常兴奋，缓解膈肌痉挛，从而发挥止呃的作用。

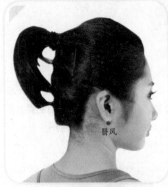

翳风

❶ 用点压法按压翳风穴。

❷ 用按揉法按揉双侧睛明穴。

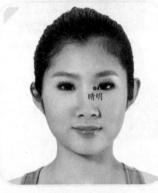

睛明

　刮拭躯干　特效部位：

气舍穴：位于人体的上胸部，锁骨内侧端上缘，胸锁乳突肌的胸骨头与锁骨头之间。此穴为人体足阳明胃经上的主要穴道之一，不停地打嗝时，按压该穴对止嗝非常有效。

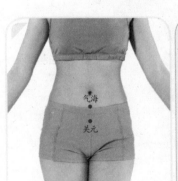

气海
关元

❶ 用角刮法刮拭任脉，从气海穴到关元穴。

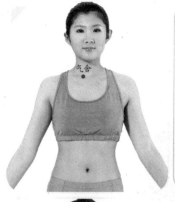

2

用点压法按压气舍穴。

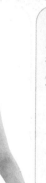

3

用边刮法刮拭背部督脉，从风府穴到至阳穴。

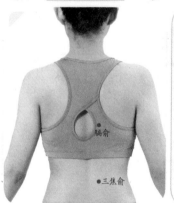

4

用角刮法刮拭背部膀胱经，从膈俞穴刮到三焦俞穴。

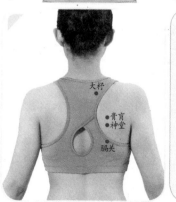

5

用点压法按压大杼穴、膏肓穴、神堂穴、膈关穴。

刮拭四肢

特效部位：

中魁穴：在中指背侧，近侧指间关节的中点处。刺激该穴能疏通经络，通调三焦之气，对打嗝有显著效果。

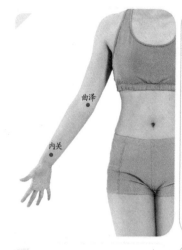

1

用边刮法刮拭手厥阴心包经，从曲泽穴到内关穴。

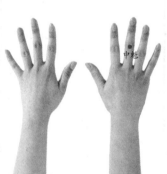

2

用角刮法刮拭双侧中魁穴。

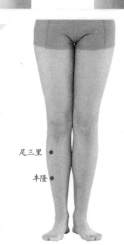

3

用边刮法刮拭足阳明胃经，从足三里穴到丰隆穴。

胸膜炎

胸膜炎又称肋膜炎，大多为继发于肺部和胸部的病变，也可能是全身性疾病的局部表现，该病可由多种病因引起，如感染、结核、恶性肿瘤、结缔组织病、肺栓塞等。炎症消退后，有可能发生两层胸膜相互粘连。

症状表现

胸膜炎患者深呼吸或咳嗽时出现胸部刺痛，并牵涉腹部、颈部或肩部。由于深呼吸可致疼痛，故常引起单侧或双侧肺扩张受限，发生呼吸困难，并伴有发热、畏寒、多汗、虚弱等症状，还会导致干咳，并咳出大量脓痰。

刮痧原理

本病属中医"咳嗽""悬饮""肋痛"范畴，主要是肺、脾、肾功能失调，造成水液停留在胸部，进而导致该病。刮痧疗法能够调节肺的气血运行，加强肺的宣发功能，促使滞留在胸部的水液排出，从而改善该病。

刮拭头部

特效部位：

颈百劳穴：位于大椎穴直上2寸，后正中线旁开1寸处。刺激此穴可以滋补肾阴、行气活络，对胸膜炎有较好的辅助治疗作用。

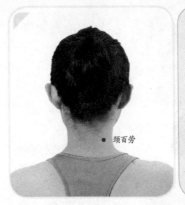

用点压法按压双侧颈百劳穴。

颈百劳

刮拭躯干

特效部位：

膺窗穴：位于人体的胸部，当第3肋间隙，距前正中线4寸处。该穴可以缓解胸膜炎引起的胸部和肋部疼痛，缓解咳嗽、呼吸困难等症状。

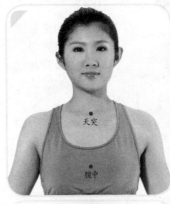

① 用角刮法刮拭胸部任脉，从天突穴到膻中穴。

天突

膻中

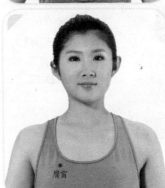

② 用角刮法刮拭膺窗穴。

膺窗

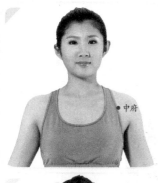
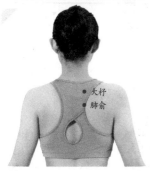

3 用角刮法刮拭双侧中府穴。

4 用角刮法刮拭背部膀胱经，从大杼穴到肺俞穴。

特效部位：

尺泽穴：在肘横纹中，肱二头肌腱桡侧凹陷处。该穴是手太阴肺经的合穴，刮拭该穴可以疏通肺脏气血，还可以对胸膜炎引发的疼痛有止痛作用。

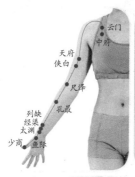

1 用边刮法刮拭手太阴肺经。

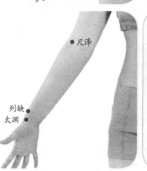

2 用按揉法按揉尺泽穴、列缺穴、太渊穴。

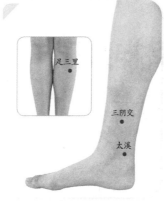

3 用角刮法从上到下刮拭足三里穴、三阴交穴、太溪穴。

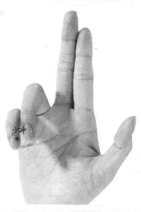

4 用点压法按压少冲穴。

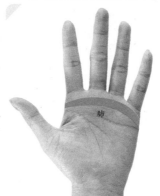

5 用按揉法按揉手掌的肺反射区。

调养建议 1. 加强营养，选择高蛋白、高热量、富含维生素、易消化的饮食。
2. 该病病程较长，要坚持用药，根据医生的指导完成用药疗程。

三叉神经痛

三叉神经痛是一种在面部三叉神经分布区内反复发作的阵发性剧烈神经痛，多见于中老年人，是一种常见的神经外科疾病。该病是国际上公认的疑难杂症之一，确切病因目前还不清楚。一旦发作，会给患者带来剧烈的疼痛感，使患者不敢擦脸、进食，甚至连口水也不敢下咽，给日常生活带来巨大困扰。

症状表现

该病主要症状为骤发性剧烈疼痛，多为一侧。发作时，疼痛剧烈如刀割、电击一样，持续数秒至数分钟，常伴有面肌抽搐、流泪、流涎、面潮红、结膜充血、畏光、厌声等症状。随着病情的加重，间歇期愈来愈短，发作愈加频繁。

刮痧原理

该病在中医中被称为"面痛"。多因面部外感风寒，导致经脉阻塞、气血不畅引发该病。刮痧疗法可以疏风散寒、通络活血，极大缓解该病带来的疼痛。针对该病的刮痧疗法主要刮拭头面部，根据疼痛在面部出现的位置，选择刮拭的穴位，并且以疼痛出现的一侧为主。

额部疼痛

特效部位：

攒竹穴：位于眉毛内侧边缘凹陷处。刮拭该穴位可以恢复和调整头、眼部血液循环，有效缓解三叉神经痛引起的额部疼痛。

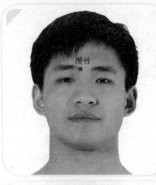

① 用按揉法按揉患侧攒竹穴。

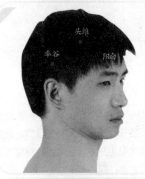

② 用梳刮法刮拭头部侧面，经阳白穴、头维穴刮至率谷穴。

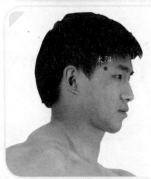

③ 用点压法按压太阳穴。

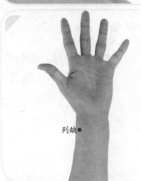

④ 用点压法按压手臂上列缺穴、后溪穴。

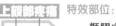 特效部位：

颧髎穴：目外眦直下，颧骨下缘凹陷处，用手指向上推压时感觉疼痛。该穴有祛风止痉、消肿止痛、通经活络的功效，对三叉神经痛有明显辅助疗效。

下关穴：位于人体的头部侧面，耳前一横指，颧弓下陷处，张口时隆起，闭口取穴。该穴皮肤深层由三叉神经第三支的分支翼外肌神经支配，因此刺激本穴对抑制三叉神经痛有特效。

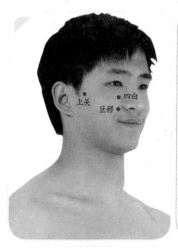

1 用平压法先刮拭上关穴，然后从上关穴经四白穴刮至巨髎穴。

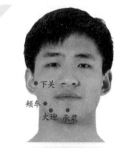

1 用平压法先刮拭下关穴，然后向下经颊车穴、大迎穴刮至承浆穴。

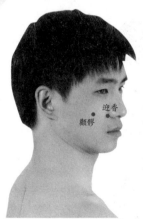

2 用点压法按压颧髎穴、迎香穴。

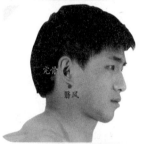

2 用边刮法刮拭耳后，从翳风穴到完骨穴。

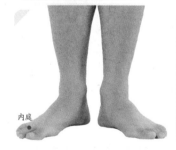

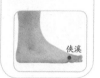

3 用点压法按压足部内庭穴、侠溪穴。

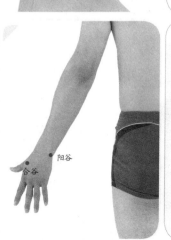

3 用摩擦法刮拭手部合谷穴、阳谷穴。

 调养建议

1. 饮食要有规律，宜选择质软、易嚼食物，切不可吃油炸物、刺激性食物、海鲜产品以及热性食物等；饮食要营养丰富，平时应多吃些富含维生素及有清火解毒作用的食品。

2. 饭后漱口，说话、刷牙、洗脸动作宜轻柔。

3. 注意头、面部保暖，避免局部受冻、受潮，不用太冷、太热的水洗脸。

面肌痉挛

面肌痉挛是一种面部不自主抽搐的病症，多见于女性。在大脑皮层到面神经分支末梢的整个通道中，任何压迫刺激性病变均可诱发此病。该病病情一般逐渐加重，若不给予及时治疗，不仅会导致听力下降和面瘫，还会使患者背上沉重的精神负担。

症状表现

该病初期多为一侧眼轮匝肌阵发性不自主地抽搐，持续仅几秒，随后抽搐逐渐频繁加重，延长可达数分钟或更长，而间歇时间逐渐缩短，并逐渐缓慢扩展至整个一侧面部，严重者甚至可累及同侧的颈阔肌，入眠后多数抽搐停止。抽搐严重时同侧眼不能睁开，口角向同侧歪斜，无法说话。少数患者于抽搐时伴有面部轻度疼痛、患侧头痛、耳鸣等症状。

刮痧原理

该病是由于面神经受到某种压迫，使得神经传导受到干扰所致。中医认为，面肌痉挛是由于素体阴亏，或体弱气虚引起阴虚、血少、筋脉失养，加之风寒上扰于面部而致。刮痧疗法可以疏风散寒、滋阴舒筋，同时调理脏腑，逐渐缓解面肌痉挛症状。

刮拭头部

特效部位：

完骨穴：位于头部耳后乳突后下方凹陷处。刮拭该穴具有祛风、清热、宁神的功效，可改善大脑供血，有效调整大脑皮质功能，对面肌痉挛、面瘫有很好的缓解作用。

颧髎穴：位于目外眦下方，颧骨下缘凹陷处，指向上推压时感觉疼痛。刮拭该穴可以起到舒肝解痉、止痛的作用，对面肌痉挛有显著效果。

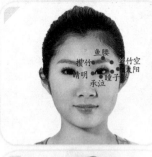

1 用点压法按压患侧眼部周围，重点是睛明穴、攒竹穴、鱼腰穴、丝竹空穴、太阳穴、瞳子髎穴、承泣穴。

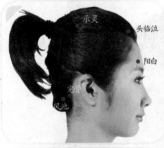

2 用边刮法刮拭头部足少阳胆经，从阳白穴经头临泣穴、承灵穴到风池穴，然后用点压法按压完骨穴。

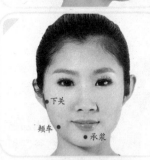

3 用平压法刮拭足阳明胃经，从下关穴到颊车穴，然后从颊车穴横向刮至任脉上的承浆穴。

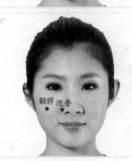

4 用摩擦法刮拭脸颊的几个穴位，重点是颧髎穴、迎香穴。

刮拭躯干

刮拭四肢

特效部位：

合谷穴：位于手背，第1、2掌骨间，第2掌骨桡侧的中点处。刮拭该穴可以通经活络、平肝息风、镇静安神，有效缓解该病症状。

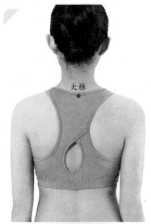

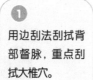

❶ 用边刮法刮拭背部督脉，重点刮拭大椎穴。

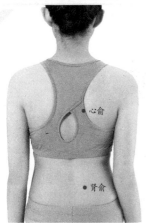

❷ 用角刮法刮拭背部膀胱经，从心俞穴到肾俞穴。

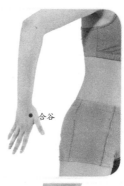

❶ 用摩擦法刮拭合谷穴。

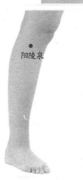

❷ 用角刮法刮拭双侧阳陵泉穴。

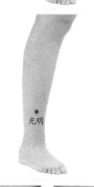

❸ 用点压法按压双侧光明穴。

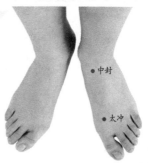

❹ 用边刮法刮拭足厥阴肝经，从中封穴到太冲穴。

调养建议

1. 饮食上少吃生冷、油腻、刺激性食物和热性、酸性食物，不要饮酒。

2. 要减少光源刺激，如电视、电脑、紫外线等。

3. 注意面肌功能锻炼，抬眉、双眼紧闭、鼓气、张大嘴、努嘴等动作都可以锻炼面肌。

4. 注意头面部保暖，每晚用湿热毛巾热敷面部，勿用冷水洗脸。

5. 适当活动，加强身体锻炼，常听轻快音乐，心情平和，保证充足睡眠。

肋间神经痛

肋间神经痛是一组症状，是由于病毒感染及临近组织器官病变，使肋间神经受到压迫、刺激，导致炎性反应，出现以胸部肋间或腹部呈带状疼痛的综合征。胸椎退变、胸椎结核、胸椎损伤、胸椎硬脊膜炎、肿瘤、强直性脊柱炎等疾病或肋骨、纵隔、胸膜病变，都会造成肋间神经痛。

症状表现

肋间神经痛发病时，可见疼痛由后向前，沿相应的肋间隙放射呈半环形，疼痛呈刺痛或烧灼样痛，咳嗽、深呼吸或打喷嚏时疼痛加重。疼痛多发于一侧的一支神经，沿病变神经有压痛点，受累神经分布区常有感觉过敏。

刮痧原理

本病在中医中属于"胁痛"，病因在肝胆，确切说是足少阳胆经。由于肝胆病变，加之外感风寒湿邪，造成足少阳胆经阻滞，经气不畅，造成胁部疼痛。刮痧疗法可以疏肝利胆，通络行气，最终达到止痛的目的。

特效部位：

日月穴：位于上腹部，当乳头直下，第7肋间隙，前正中线旁开4寸处。该穴为胆经募穴，刮拭此穴有益于补足胆经气血，有效缓解肋间神经痛症状。

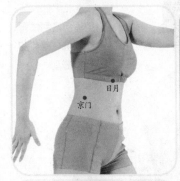

① 用边刮法刮拭足少阳胆经，从日月穴到京门穴。

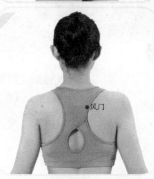

② 用角刮法刮拭双侧风门穴。

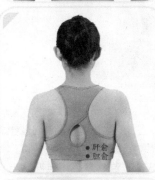

③ 用角刮法刮拭背部膀胱经，从肝俞穴到胆俞穴。

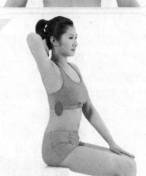

④ 寻找疼痛处，用角刮法进行重点刮拭。

刮拭四肢

特效部位：

中渚穴：位于手背部位，小指与无名指指根间下2厘米手背凹陷处。该穴有舒肝理气、活络止痛的作用，对肋间神经痛有很好的辅助治疗作用。

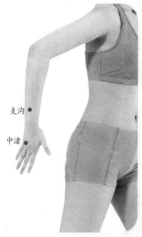

① 用边刮法刮拭手少阳三焦经，从支沟穴到中渚穴。

支沟
中渚

② 用点压法按压中渚穴。

中渚

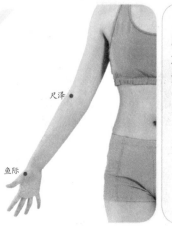

③ 用边刮法刮拭手太阴肺经，从尺泽穴到鱼际穴。

尺泽

鱼际

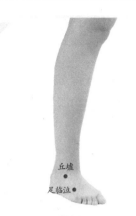

④ 用边刮法刮拭足少阳胆经，从丘墟穴到足临泣穴。

丘墟
足临泣

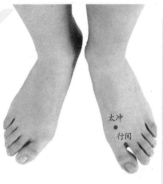

⑤ 用边刮法刮拭足厥阴肝经，从太冲穴到行间穴。

太冲
行间

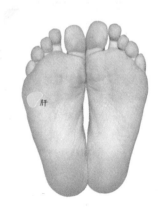

⑥ 用边刮法刮拭足底肝反射区，然后用同一手法刮拭足背。

肝

调养建议

1. 胸椎部位的疾病要及时治疗，以免继发肋间神经痛。

2. 要注意坐姿，避免劳累。

3. 本病多与情志有关，日常生活中要保持心情舒畅。

外科疾病

颈椎病

颈椎病又称颈椎病综合症，是中老年人的常见病、多发病，主要由颈椎长期劳损、骨质增生，或椎间盘脱出、韧带增厚，致使颈椎脊髓、神经根或椎动脉受压所造成，临床症状多样。

症状表现

颈椎病的主要症状是头、颈、肩、背、手臂酸痛，脖子僵硬，活动受限，重者伴有恶心呕吐、眩晕、猝倒。有的患者一侧面部发热，出汗异常，肩背部有沉重感，上肢无力，手指发麻，肢体皮肤感觉减退，手握物无力，下肢无力，行走不稳。当颈椎病累及交感神经时可出现头痛、视力模糊、双眼发胀发干、耳鸣、耳堵、心动过速，有的患者甚至出现大小便失控、性功能障碍、四肢瘫痪、吞咽困难、发音困难等症状。

刮痧原理

本病属中医学"痹证"范畴，由于劳倦损伤和风寒外袭，导致颈部气血凝滞造成。刮痧疗法可以疏风散寒、行气活血，改善颈部血液循环，有效缓解病症。

 刮拭头部　特效部位：

颈百劳穴：位于大椎穴直上2寸，后正中线旁开1寸处。该穴是经外奇穴，适当刺激可疏通经络、活血化瘀，促进颈部血液循环，松弛肌肉，缓解因颈椎病而导致的颈项疼痛。

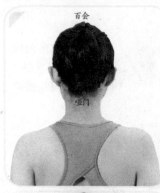

1 用角刮法刮拭头部督脉，从百会穴到哑门穴。

2 用点压法按压双侧风池穴、颈百劳穴。

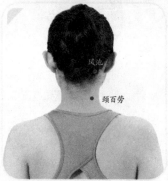

刮拭躯干　特效部位：

天柱穴：位于后头骨正下方凹陷处，后发际正中直上0.5寸，旁开1.3寸。刮拭此穴能极大改善颈部气血流通，缓解颈椎病引起的疼痛、僵硬、眩晕等症状。

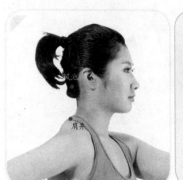

1 用边刮法刮拭肩颈部的足少阳胆经，从风池穴到肩井穴。

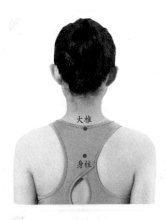

2
用边刮法刮拭背部督脉，从大椎穴到身柱穴。

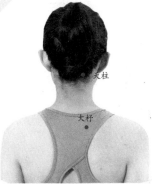

3
用边刮法刮拭颈部膀胱经，从天柱穴到大杼穴。

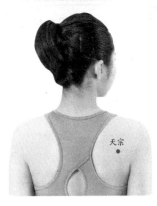

4
用角刮法刮拭双侧天宗穴。

调养建议
1. 保证充足的睡眠是消除颈部疲劳的根本，入睡前要调整为合理的睡眠姿势，选用高低合适的枕头。
2. 长期伏案工作的人要保持良好的坐姿，并适时活动颈部，避免颈部长期做重复动作。
3. 加强锻炼，增强体质，运动前准备活动要做充分，防止颈椎损伤。

刮拭四肢

特效部位：
中渚穴：位于小指与无名指指根间下2厘米手背凹陷处。点按此穴可以缓解颈椎病引起的目眩、头昏眼花。

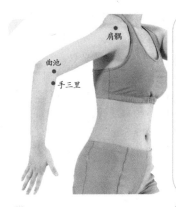

1
用边刮法刮拭手阳明大肠经，从肩髃穴到手三里穴，然后重点刮拭曲池穴。

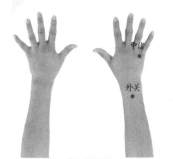

2
用边刮法刮拭手少阳三焦经，从外关穴到中渚穴。

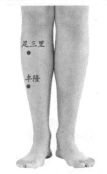

3
用边刮法刮拭足阳明胃经，从足三里穴到丰隆穴。

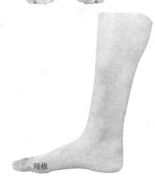

4
用角刮法刮拭足内侧的颈椎反射区。

肩周炎

肩周炎又叫"五十肩"，主要是由肩部劳损过度所致，还可由肩部受伤、风邪侵袭等外部因素引起，给患者日常的工作和生活带来诸多不便，使患者连梳头、穿衣、举臂等简单动作都会感到困难。此外，肩周炎的病程较长，一般为几个月甚至一两年，期间容易导致肩部神经受损，血流不畅，更有甚者会导致肩部肌肉萎缩。

症状表现

肩周炎的主要症状为肩关节疼痛（由阵发性疼痛发展为持续性疼痛）、肌肉无力、肩部活动受到限制，一般只有一侧肩膀发病，而且在夜间疼痛加剧。

刮痧原理

中医认为该病多由长期劳损、风寒湿邪侵袭等，致使痰浊阻塞经脉及关节，使肩部经络不通、气血不畅所致。刮痧疗法能够疏经通络、活血化瘀，逐渐缓解并改善该病症状。

刮拭头部

特效部位：

风池穴：位于项部，胸锁乳突肌与斜方肌上端之间的凹陷处。该穴位被称为体表的"感风之所，治风之穴"。适当刺激风池穴，能够祛风散寒，对因外感风邪引起的肩颈疼痛有特效。

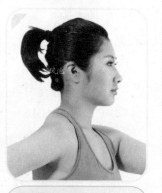
用按揉法按揉风池穴。

刮拭躯干

特效部位：

天宗穴：位于肩胛部，当冈下窝中央凹陷处。此穴具有舒筋活络、止痛化瘀的作用，刮拭此穴可消瘀散结，理气通络，加速肩部血液流动，对于消除肩部僵硬、疼痛及周围炎症，以及对延缓肩部老化都有显著的效果。

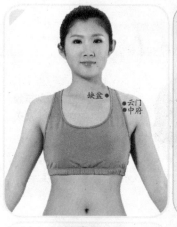
缺盆　云门　中府

❶ 用按揉法按揉胸部中府、云门、缺盆三穴。

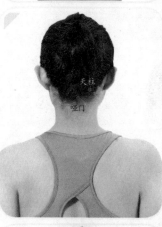
天柱　哑门

❷ 用边刮法从哑门穴刮拭到天柱穴。

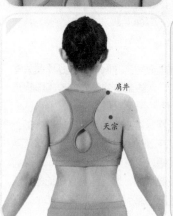
肩井　天宗

❸ 用点压法按压肩井、天宗二穴。

刮拭四肢

特效部位：

条口穴：位于人体的小腿前外侧，当犊鼻穴下8寸处，距胫骨前嵴外一横指。该穴是改善肩周炎的特效穴位，刺激该穴可以舒筋活络，已经成为中医改善肩周炎的重要手段。

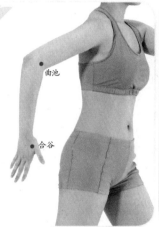

❶ 用边刮法刮拭手阳明大肠经，从曲池穴到合谷穴。

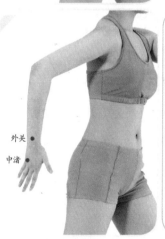

❷ 用点压法按压外关穴、中渚穴。

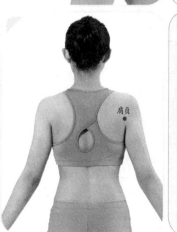

❸ 用点压法按压肩贞穴。

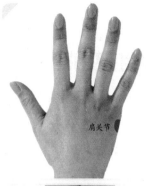

❹ 用按揉法按揉手背肩关节反射区，以皮肤发热为宜。

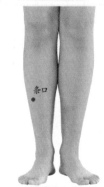

❺ 用边刮法刮拭足阳明胃经，从足三里穴到条口穴。

❻ 用点压法按压条口穴。

调养建议

1. 注意劳逸结合，作息规律，长期伏案工作的人要适时活动肩部。

2. 注意肩部保暖，根据天气变化及时增减衣服，夏季避免风扇直吹肩部，冬季要注意不要将肩部露在被子外面，防止肩部受风着凉。

3. 要鼓励自己积极锻炼，尽快恢复生活自理能力。

4. 保持居室温暖、干燥，避免潮湿。

腰椎间盘突出症

　　该病是指由于腰椎间盘突出压迫神经或脊髓而引发的症状，多发于青壮年男性。除了外伤所致和先天脊椎畸形外，体型偏胖或偏瘦、长期弯腰负重或站立都会导致腰椎间盘突出。这种病如果任其发展，会引起下肢神经及肌肉萎缩，甚至导致瘫痪。

症状表现

　　该病主要症状为下腰部及腰骶部持久性钝痛，站立位及坐位时疼痛加重；从臀部沿整个下肢到足背。足底有放射性刺痛；下肢皮肤麻木、发凉、皮温下降等等，严重时出现肌肉萎缩甚至肌肉瘫痪；阴部麻木刺痛，排尿无力，排便失禁。

刮痧原理

　　中医上把该病归入"腰痛"范畴，认为是肝肾亏虚，加之外受损伤所致。中医认为，肾藏精、主骨；肝藏血、主筋。肾精充足、肝血盈满，则筋骨劲强、关节灵活。刮痧疗法一方面可补益肝肾，另一方面可疏通经络、行气活血，从而有效调理该病，缓解疼痛。

刮拭头部 特效部位：

　　百会穴：百会穴是各经脉之气的会聚之所，因此能够通达周身经络穴位，调节机体平衡，加速气血运行，通络止痛。

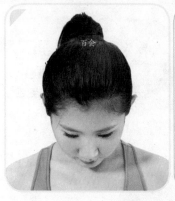

用摩擦法刮拭百会穴。

刮拭躯干 特效部位：

　　命门穴：刺激该穴可调节督脉和膀胱经的经气，促进腰部血液循环，加快炎性产物的排泄，促进损伤神经的修复，从而有效缓解腰椎间盘突出症状。

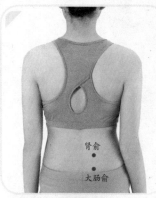

❶ 用角刮法刮拭背部膀胱经，从肾俞穴到大肠俞穴。

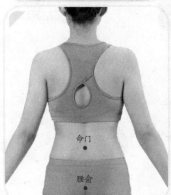

❷ 用边刮法刮拭背部督脉，从命门穴到腰俞穴。

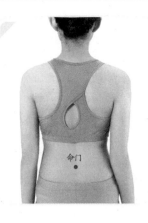

3 用点压法按压命门穴。

刮拭四肢

特效部位：

环跳穴：位于人体的股外侧部，侧卧屈股，当股骨大转子最凸点与骶管裂孔连线的外1/3与中1/3交点处。该穴位对于缓解因腰椎间盘突出、神经受到压迫而产生的疼痛感有特效。

委中穴：位于腘横纹中央。该穴位为足太阳膀胱经的合穴，刺激此穴可以振奋整个膀胱经的活力，疏通腰背部的气血，加强血液循环，缓解腰背部的疾病。

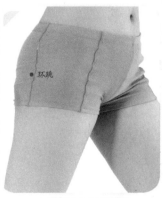

1 用点压法按压环跳穴。

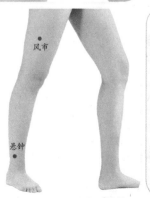

2 用边刮法刮拭患侧下肢足少阳胆经，从风市穴到悬钟穴。

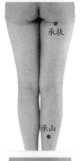

3 用边刮法刮拭患侧下肢足太阳膀胱经，从承扶穴到承山穴。

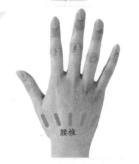

4 用角刮法刮拭患侧委中穴、承扶穴。

5 用按揉法按揉手背腰椎反射区，以皮肤发热为宜。

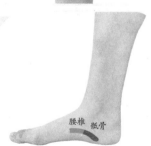

6 用按揉法按揉足部腰椎反射区和骶骨反射区，力度较重，以皮肤微热发红为度。

调养建议
1. 注意卧床休息。劳累过度，尤其是腰部长时间保持一个姿势会导致病情加重。
2. 注意腰部保暖。
3. 多锻炼腰部肌肉，但要适度，腰部负担过重会加重病情。
4. 睡硬板床，坐硬板凳。

老年骨质疏松

骨质疏松是指人体内单位体积骨组织的量低于正常。随着年龄增长，人体胃肠道功能逐渐减退，钙的吸收减少而流失增加，体内的钙呈负平衡，出现骨质疏松。据统计，我国老年人的骨质疏松症患病率女性约为90%，男性约为60%。随着人口的老龄化，骨质疏松已成为全球范围内越来越严重的公共健康问题。骨质疏松的最大危害是容易骨折致残，特别是导致椎骨、髋骨和股骨颈骨折，给老年人的生活造成很大影响。

症状表现　　该病最常见的症状是腰痛，疼痛沿脊柱向两侧扩散，仰卧或坐位时疼痛减轻，直立后伸时疼痛加剧，白天疼痛减轻，夜间和清晨醒来时疼痛加重，弯腰、咳嗽和大便用力时也会加重疼痛。另外，身长缩短、驼背也是该病的重要症状。同时该病患者还会因呼吸功能下降出现胸闷、气短、呼吸困难等症状。

刮痧原理　　中医认为该病属于"虚劳""肾痿"，病因在肾，因为肾主骨生髓，肾虚则骨失所养。刮痧疗法通过刺激相关穴位和经络补足肾气，达到益精补髓的功效。注意该病刮痧时手法不宜过重，以免伤害患者身体。

刮拭躯干　特效部位：

肾俞穴：位于腰部第2腰椎棘突下，左右旁开1.5寸处。此穴是温肾壮阳、调理气血的不二选择，刮拭此穴可以增加肾脏血流量，改善肾脏血液循环，活跃肾机能，补肾养髓。

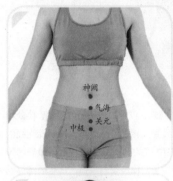

1 用边刮法刮拭腹部任脉，从神阙穴经气海、关元穴到中极穴。

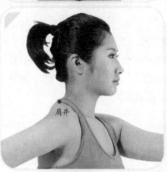

2 用摩擦法刮拭双侧肩井穴。

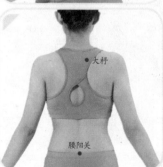

3 用边刮法从大杼穴刮拭到腰阳关穴。

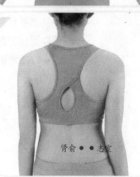

4 用角刮法刮拭背部膀胱经的肾俞穴、志室穴。

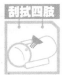

刮拭四肢

特效部位：

委中穴：位于腘横纹中央。刮拭此穴可增加关节内血液供应和润滑液的分泌，减少因摩擦造成的骨骼磨损。

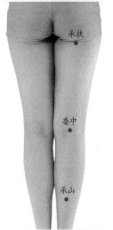

① 用边刮法刮拭足太阳膀胱经，从承扶穴经委中穴到承山穴。

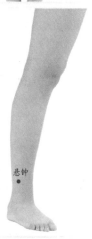

② 用角刮法刮拭双侧悬钟穴。

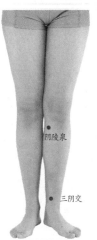

③ 用边刮法刮拭足太阴脾经，从阴陵泉穴到三阴交穴。

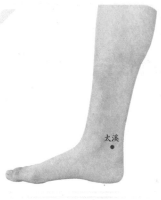

④ 用摩擦法刮拭太溪穴。

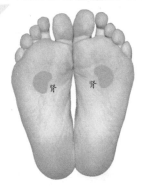

⑤ 用边刮法刮拭足底，重点刮拭肾反射区。

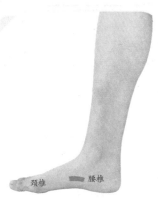

⑥ 用边刮法刮拭足部颈椎、腰椎反射区，以皮肤发热为宜。

调养建议

1. 饮食上注意营养，多选择含钙、蛋白质高的食品。

2. 加强体育锻炼，多参加户外运动，不仅能强身健体，还能获得充足的阳光照射，这对治疗骨质疏松有很大的益处。

3. 改变日常不良的饮食习惯，远离烟酒、咖啡，避免钙的流失。

类风湿性关节炎

类风湿性关节炎是一种以关节滑膜炎为特征的慢性全身性自身免疫性疾病，经常发于手、腕、足等小关节，反复发作，呈对称分布。时间一久可导致关节内软骨和骨的破坏，还会导致心、肺、肾等身体其他器官的病变。

症状表现

该病最初表现为疲倦无力、体重减轻、胃纳不佳、低热和手足麻木刺痛等前驱症状。随后，关节开始出现僵硬、肿痛的现象，并伴有低热，以及伴有心脏、肾脏的一些病变，出现血管炎症、眼角膜炎等疾病。

刮痧原理

中医上将这种病归入"痹证"范畴，由于该病病程较长，又被称为"顽痹"，多由人体卫气不足，皮肤腠理不密，致使外邪侵入体内，气血失运所致。刮痧疗法可舒筋活络，使全身气血重新畅通，以此祛除体内湿寒，达到辅助治疗目的。

 刮拭头部

特效部位：

下关穴：位于头部侧面，耳前一横指，颧弓下陷处，张口时隆起的位置。刺激该穴可以疏通经络、消肿止痛、通关利窍，可以松解关节粘连。

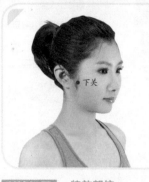

用点压法按压双侧下关穴。

 刮拭躯干

特效部位：

中脘穴：位于脐上4寸处。刺激该穴能有效调节脾胃功能，促进血液循环，缓解因类风湿性关节炎引起的肢体麻木、胃纳不佳等症状。

气海穴：位于前正中线上，肚脐下1.5寸处。刺激该穴能够调节自律神经紊乱，安抚患者情绪，补气养血，为病变关节输送营养，缓解病症。

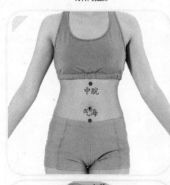

1 用边刮法刮拭腹部任脉，从中脘穴到气海穴。

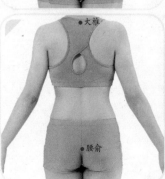

2 用边刮法刮拭背部督脉，从大椎穴到腰俞穴。

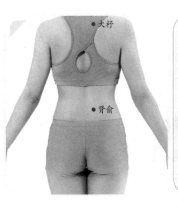

❸ 用角刮法刮拭背部膀胱经，从大杼穴到肾俞穴。

刮拭四肢

特效部位：

百里穴：位于腿的后侧，从弯曲膝盖时的皱纹5厘米左右下中央。适当刺激此穴，有助于改善人体髋部以下的血液、淋巴循环，缓解风湿病引发的发热、疼痛等常见症状。

八风穴：在足背侧脚趾之间，趾蹼缘后方赤白肉际处，一侧四个，左右共八个穴位。刺激此穴，具有良好的排毒作用，可改善血液循环，有效预防和改善类风湿性关节炎症状。

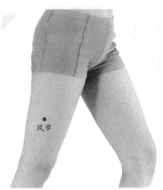

❶ 用点压法按压双侧风市穴。

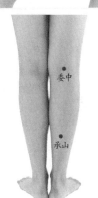

❷ 用边刮法刮拭下肢足太阳膀胱经，从委中穴到承山穴。

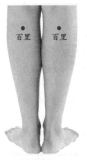

❸ 用点压法按压双侧百里穴。

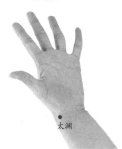

❹ 用角刮法刮拭双侧太渊穴。

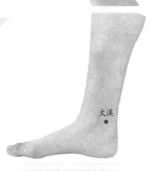

❺ 用摩擦法刮拭双侧太溪穴。

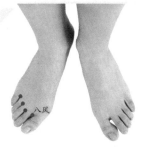

❻ 用点压法按压足趾处八风穴。

调养建议

1. 类风湿性关节炎患者尽量选择高蛋白、高热量、易消化的食物，少食辛辣刺激及生冷、油腻的食物。
2. 避免关节使用过度，加重病情。
3. 病情缓解时应当加强关节功能锻炼，保持关节的活动功能。

慢性腰痛

　　慢性腰痛是一种常见病，多由腰肌劳损导致。腰肌劳损是腰部肌肉、椎间盘与韧带组织的慢性损伤。长期工作姿势不良、腰椎先天或后天畸形、腰部软组织急性损伤，都会导致腰肌劳损，从而出现慢性腰痛。

症状表现

　　慢性腰痛患者经常出现长期反复发作的腰背部胀痛、酸痛，不耐久坐久站，不能胜任弯腰工作，弯腰稍久，再直腰就感到困难。休息、适当活动或经常改变体位姿势后症状暂时减轻，劳累、阴雨天气、受风寒湿影响则症状加重。急性发作时，症状明显加重，可有明显的肌痉挛，甚至出现腰脊柱侧弯，下肢牵掣作痛等症状。

刮痧原理

　　在中医理论中，腰部是"肾之府"，慢性腰痛与肾脏气血不足有关，另外感染风寒湿痹也是诱因之一。刮痧疗法可以祛风除湿、补益肝肾、疏利筋骨、通络止痛，消除肌肉疲劳，缓解肌肉痉挛，有效缓解病症。

刮拭头部　特效部位：

　　人中穴：位于人体的面部，当人中沟的上1/3与中1/3交点处。刺激该穴位对缓解由于挫伤、扭伤造成的腰背疼痛有特效。

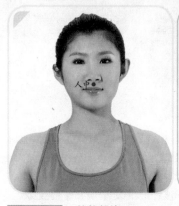

用摩擦法刮拭人中穴。

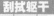

刮拭躯干　特效部位：

　　腰眼穴：位于与腰阳关穴相平左右各旁开3.5寸处。此穴是经外奇穴，刮拭这一穴位不仅可以强壮腰脊，还对风寒引起的腰痛有很大的预防作用。

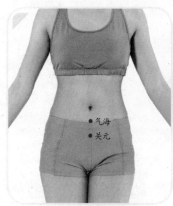

1
用边刮法刮拭腹部任脉，从气海穴到关元穴。

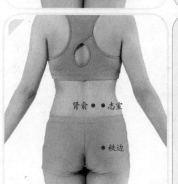

2
用角刮法刮拭背部膀胱经，先重点刮拭肾俞穴，然后从志室穴到秩边穴。

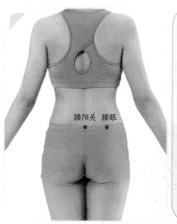

腰阳关 腰眼

刮拭四肢

特效部位：

后溪穴：位于手掌尺侧，微握拳，当小指本节（第5掌骨关节）后的远侧掌横纹头赤白肉际。该穴有调颈椎、正脊柱的奇特功效，刺激这一穴位可起到解除痉挛、利气止痛的作用。

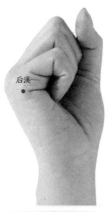

后溪

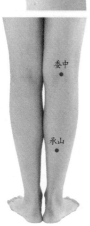

委中

承山

3 用点压法按压腰阳关穴、腰眼穴。

1 用点压法按压后溪穴。

2 用边刮法刮拭下肢足太阳膀胱经，从委中穴到承山穴。

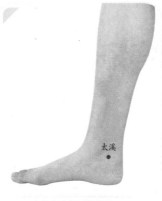

太溪

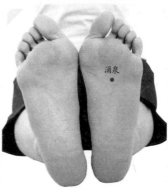

涌泉

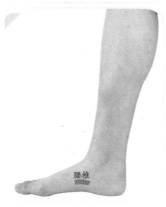

腰椎

3 用摩擦法刮拭太溪穴。

4 用按揉法按揉涌泉穴。

5 用按揉法按揉足部腰椎反射区，力度稍重。

调养建议

1. 注意防寒防潮。不要随意睡在潮湿的地方；根据气候的变化，随时增减衣服；出汗及雨淋之后，要及时更换湿衣、擦干身体；天冷时可用电热毯或睡热炕头。

2. 防止过度疲劳，注意劳逸结合。

3. 注意控制体重，体重过大会给腰部造成额外负担。

4. 睡硬板床，坐硬板凳。

痔疮

人体直肠末端黏膜下和肛管皮肤下静脉丛发生扩张和屈曲，形成异常静脉团，就形成了痔疮。该病是一种多发病，成年人的发病率为50%～70%，发病与久坐、久立、少活动、便秘、腹泻、排便时间过长、饮酒、嗜好辛辣饮食等有关。痔疮不仅会给患者带来很大痛苦，而且经常破裂还会导致人体铁元素过量流失，形成缺铁性贫血。

症状表现

临床上将痔疮分为内痔、外痔、混合痔三种。内痔一般不痛，以便血、痔核脱出为主要症状，严重时会喷血、痔核脱出后不能自行还纳，大便困难、便后擦不干净、有坠胀感等。外痔表现为肛门缘皮肤隆起扩大、坠胀疼痛，伴有异物感，不易出血。混合痔兼有内外痔双重特征，临床以直肠黏膜及皮肤脱出、坠胀、疼痛、反复感染为主要症状。

刮痧原理

中医认为，痔疮的发生除了局部原因以外，与人体脏腑本虚、阴阳失调、气血亏损、劳倦过度、情急内伤有关。刮痧疗法通过刮拭相关穴位和反射区，可以调和阴阳、补气养血，促进肛门周围血液循环，缓解静脉曲张，调整消化机能，使排便顺畅，从而有效改善痔疮症状。

刮拭头部　特效部位：

百会穴：当前发际正中直上5寸，或两耳尖连线与头顶正中线交点处，用指尖按压有轻微的疼痛感。此穴可以疏通气血，调整消化机能，从而使排便顺畅。

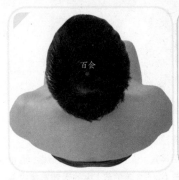

用梳刮法刮拭头部百会穴。

刮拭躯干　特效部位：

长强穴：位于尾骨端下，当尾骨端与肛门连线的中点处。长强是肛门临近处的腧穴，适当加以刺激可作用于肛部，达到活络散瘀、消肿止痛、有效调理痔疮的目的。

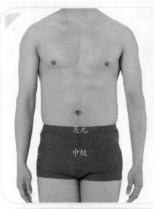

❶ 用边刮法刮拭任脉，从关元穴到中极穴。

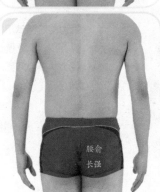

❷ 用边刮法刮拭背部督脉，从腰俞穴到长强穴。

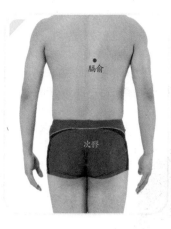

③ 用角刮法刮拭背部膀胱经，从膈俞穴到次髎穴。

刮拭四肢

特效部位：

　　孔最穴：位于人体的前臂部位，前臂内侧，在尺泽穴与太渊穴连线上，腕横纹上7寸。该穴是缓解痔疮症状的特效穴位之一，能调肺理气、清热止血，缓解痔疮出血症状。

　　二白穴：位于前臂腕横纹上4寸，桡侧腕屈肌腱左右两侧各1穴。此穴是改善痔疮症状的经外奇穴。

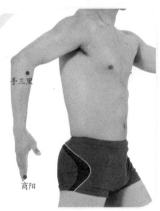

① 用边刮法刮拭手阳明大肠经，从手三里穴到商阳穴。

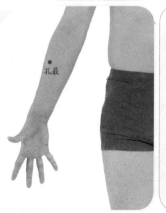

② 用点压法按压双侧孔最穴。

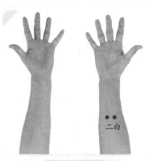

③ 用点压法按压二白穴。

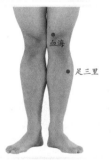

④ 用边刮法刮拭足太阴脾经，从血海穴到三阴交穴。

⑤ 用边刮法从足三里穴刮拭到血海穴。

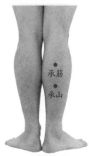

⑥ 用边刮法刮拭下肢足太阳膀胱经，从承筋穴到承山穴。

调养建议 养成定时排便的习惯，一旦出现便秘要选择正确的方法治疗，切不可长期服用泻药和灌肠，因长期服用泻药不但可以使直肠血管充血扩张，还可以导致胃肠功能紊乱。长期灌肠，会使直肠黏膜感觉迟钝，排便反射迟钝，加重便秘，反而增加痔疮发生概率。

脱肛

脱肛是排便后直肠黏膜脱出肛门外的一种病症，一般由肛提肌、盆底肌或肛门括约肌松弛所致，多见于老年人、儿童和多次分娩的妇女。脱出部分很容易发生充血、水肿、糜烂和溃疡，给患者带来很大痛苦。

症状表现

发病初期患者黏膜自肛门脱出可自行缩回，以后渐渐不能自行缩回，需用手上托方能复位，常有少许黏液自肛门流出，排便后有下坠感和排便不尽感，排便次数增多。之后患者咳嗽、打喷嚏、走路、久站或稍一用力即可脱出，脱出后局部有发胀感，并感到腰骶部胀痛。

刮痧原理

中医认为，长期腹泻不愈、久病卧床、大便干结，导致气血不足、中气下陷，是引发脱肛的主要原因。刮痧疗法可以温经通络、畅达气血、补益中气，有效改善该病。

刮拭头部 特效部位：

百会穴：位于当前发际正中直上5寸，或两耳尖连线与头顶正中线交点处。刺激此穴可全方位调节机体平衡，加速气血运行，补益中气，对治疗脱肛有很好的辅助作用。

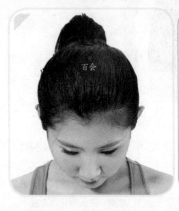

用摩擦法刮拭百会穴。

刮拭躯干 特效部位：

提托穴：位于关元穴旁开4寸处，是提升下垂内脏的经外奇穴，刮拭此穴有助于直肠黏膜收回肛门内，对改善脱肛症状有奇效。

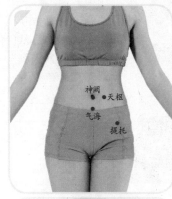

❶ 用边刮法刮拭腹部任脉，从神阙穴到气海穴，再刮拭两旁足阳明胃经上的天枢穴及经外奇穴提托穴。

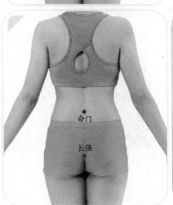

❷ 用边刮法刮拭背部督脉，从命门穴到长强穴。

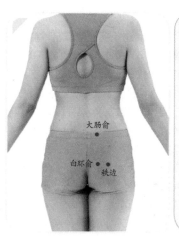

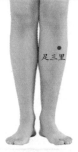

③ 用角刮法刮拭大肠俞穴、白环俞穴、秩边穴。

③ 用角刮法刮拭双侧足三里穴。

刮拭四肢

特效部位：

二白穴：位于前臂腕横纹上4寸，桡侧腕屈肌腱左右两侧各1穴。此穴可调和气血，是改善脱肛和痔疮的经外奇穴。

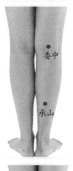

④ 用边刮法刮拭下肢足太阴脾经，从阴陵泉穴到三阴交穴。

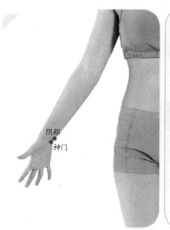

① 用边刮法刮拭手少阴心经，从阴郄穴到神门穴。

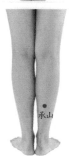

⑤ 用边刮法刮拭下肢足太阳膀胱经，从委中穴到承山穴。

⑥ 用点压法按压承山穴。

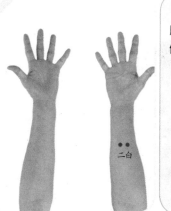

② 用点压法按压双侧二白穴。

 调养建议

1. 对引起脱肛的原发病要积极及时治疗，如痔疮、便秘、膀胱结石等，避免长期腹压增高。
2. 饮食注意营养搭配，以清淡为主，少吃辛辣刺激食物。
3. 加强身体锻炼，增强体质。

五官科疾病

牙痛

牙痛是牙体或牙周疾病累及感觉神经引起的常见症状，大多由龋齿、急性牙周炎、急性牙髓炎、急性智齿冠周炎、牙齿重度磨损所引起；此外，上颌窦炎、三叉神经痛、流行性感冒等也可引发牙痛。通常人们只怕牙疼疼痛难忍，而并未将牙疼当成病，而根据现代医学研究证实，其危害已远远超出牙齿本身，甚至会影响心、脑、肺等重要脏器的功能。

症状表现 各种原因引起的牙痛常表现为牙龈红肿、遇冷热刺激痛、面颊部肿胀等，一般遇到冷、热、酸、甜等刺激疼痛加剧。

刮痧原理 牙痛属中医的"牙宣""骨槽风"范畴。中医认为，齿为骨之余，肾主骨，因此牙与肾关系最为密切；足阳明胃经于牙龈，因此牙龈与胃经关系很密切。一般而言，急性牙痛、牙龈红肿者多从胃治；而慢性牙痛、脸颊肿胀者多从肾治。刮拭特定的经络、穴位或反射区，可调和脾胃、补益肾脏、消炎消肿，从而有效缓解牙痛症状。

刮拭头部

特效部位：

下关穴：位于头部侧面，耳前一横指，颧弓与下颌切迹所形成的下陷处，张口时隆起的位置。该穴属足阳明胃经的面部经穴，阳明经为多气多血之经，且与足少阳、足太阳等经交会，刮拭该穴可清泻三经火热，疏通经络，消肿止痛，对于多种原因导致的牙痛效果显著。

颊车穴：下颌骨边角上，向鼻子斜方向约1横指凹陷处。该穴下有咬肌以及咬肌神经。刺激此穴能有效消除牙痛、牙龈疼痛以及面颊、下颌等部位的浮肿。

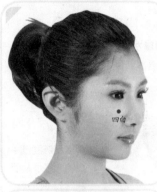

1 用点压法按压患侧四白穴。

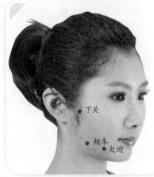

2 用角刮法刮拭面部足阳明胃经，从下关穴经颊车穴到大迎穴。

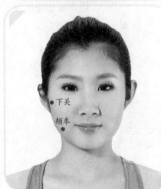

3 用按揉法按揉患侧下关穴、颊车穴。

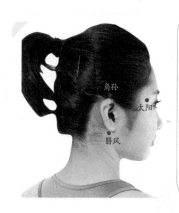

④ 用点压法按压双侧太阳穴、角孙穴、翳风穴。

角孙 太阳
翳风

刮拭躯干 特效部位：

胃俞穴：位于第12胸椎棘突下，旁开1.5寸处。该穴和大椎穴合用可外散胃热，消肿止痛。

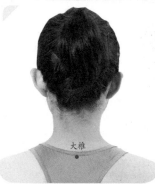

① 用角刮法刮拭大椎穴。

大椎

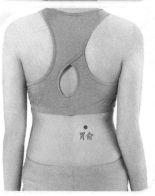

② 用点压法按压胃俞穴。

胃俞

调养建议 要合理饮食，少吃甜品，甜食易黏附在牙面上，为牙菌斑中的致龋菌提供了充足的养分，经代谢后产生的有机酸致龋性很强。

刮拭四肢 特效部位：

手三里穴：在前臂背面桡侧，当阳溪与曲池连线上，肘横纹下2寸处。该穴有清泻阳明、消除炎症、提高机体免疫功能的作用，对胃肠积热或风邪淤积所致的牙痛有很好的缓解作用。

牙痛点：位于手掌心，无名指和中指的掌骨中间。该穴是缓解牙痛症状的经外奇穴。

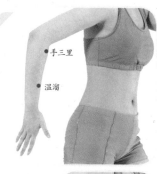

手三里
温溜

① 用边刮法刮拭手阳明大肠经，从手三里穴到温溜穴。

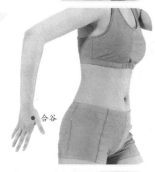

合谷

② 用点压法按压合谷穴。

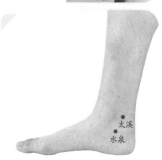

③ 用边刮法刮拭足少阴肾经，从太溪穴到水泉穴。

太溪
水泉

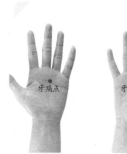

牙痛点 牙痛点

④ 用点压法按压与患侧相反一侧的牙痛点。

耳鸣

　　耳鸣是指人们在没有任何外界条件刺激下所产生的异常声音感觉。严重耳鸣不仅影响患者的听力，还会影响睡眠，从而给患者造成巨大的心理压力，使患者烦躁不安，产生悲观、烦闷的心情，而这种烦闷反过来又加重耳鸣症状，形成恶性循环，对工作和生活造成严重影响。

症状表现

　　耳鸣的表现为经常性或间歇性的自觉耳内鸣响，声调多种，或如蝉鸣，或如潮涌，或如雷鸣，难以忍受。鸣响或短暂，或间歇出现，或持续不息，而实际上周围环境中并无相应的声音。此外，耳鸣患者还常伴有耳聋、眩晕、头痛等其他症状。

刮痧原理

　　中医将耳鸣的病因归结于肝火上扰和肾精亏虚。刮痧疗法可以滋肝补肾、平肝潜阳、疏经活络，促进耳部血液循环、刺激听神经，调节听神经和调整中枢神经，从而达到有效缓解耳鸣症状的目的。

刮拭头部　特效部位：

　　耳门穴：位于人体的头部侧面耳前部，当耳屏上切迹之前，下颌骨髁突后，微张口凹陷处。穴如其名，是三焦经气血出入耳的门户，刮拭此穴有助于活血祛瘀，使通过内耳的血管渗透性增强，改善听觉末梢功能，使未完全损害的听力得以恢复。

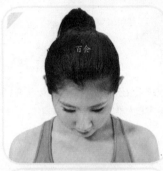

❶ 用摩擦法刮拭百会穴。

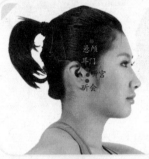

❷ 用按揉法沿悬颅穴、耳门穴、听宫穴、听会穴一线进行按揉。

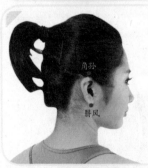

❸ 用边刮法刮拭患侧手少阳三焦经，从角孙穴到翳风穴。

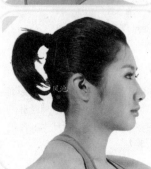

❹ 用点压法按压风池穴。

刮拭躯干　特效部位：

命门穴：位于人体后腰部正中线上，第2腰椎棘突下凹陷处。用指压时，有强烈的压痛感。该穴是补益肾精、益肾壮阳的要穴，刮拭此穴能够有效改善肾精亏虚导致的耳鸣。

 刮拭四肢　特效部位：

涌泉穴：位于足前部凹陷处，第2、3趾趾缝纹头端与足跟连线的前1/3处。适当刺激涌泉穴，可调节植物神经和内分泌系统，促进人体血液循环。夜间耳鸣时，点按涌泉穴可使耳鸣得到有效缓解。

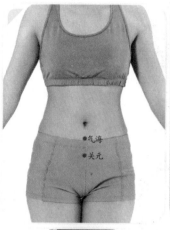

❶ 用边刮法刮拭腹部任脉，从气海穴到关元穴。

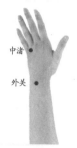

❶ 用边刮法刮拭患侧手少阳三焦经，从外关穴到中渚穴。

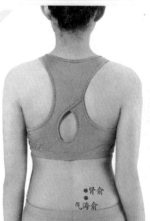

❷ 用角刮法刮拭背部膀胱经，从肾俞穴到气海俞穴。

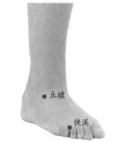

❷ 用边刮法刮拭足少阳胆经，从丘墟穴到侠溪穴。

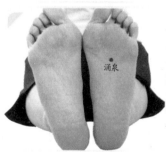

❸ 用摩擦法刮拭双侧涌泉穴。

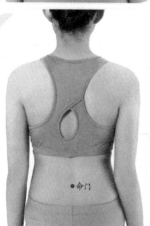

❸ 用点压法按压命门穴。

 调养建议

1. 适当调整工作节奏，放松情绪，转移对耳鸣的注意力，因为长期处于精神高度紧张和身体疲劳状态，会使耳鸣加重。

2. 改变不良习惯。咖啡因和酒精可使耳鸣症状加重。吸烟可以使血氧含量下降，而内耳毛细胞对氧极其敏感，缺氧会对毛细胞造成损害。

鼻炎

鼻炎指的是鼻腔黏膜和黏膜下组织的炎症。国内外的最新医学研究证实，约九成的鼻咽癌是因鼻炎久治不愈恶化所致。此外，鼻炎如果长时间未获得治愈，就会导致长时间鼻塞，呼吸困难，引发睡眠呼吸暂停综合征；患者下鼻甲肥大，睡眠时氧气不足，严重情况下可引起脑梗死、高血压、突发心脏病等，个别患者甚至会夜间猝死。

因此鼻炎患者应当及时治疗，以避免引发严重并发症。

 症状表现 该病主要症状为鼻塞、呼吸困难、流涕、面部有肿胀感、眼球后有受压感，可能伴有发热、头痛、头昏、闭塞性鼻音、耳鸣、听力减退和牙痛等症状。其症状运动时减轻，睡眠和寒冷时加重。继发感染后可有脓涕，且易引发慢性咽炎、失眠、精神萎靡等症。

 刮痧原理 中医认为，鼻炎是由于肺气虚弱，外邪沿鼻腔侵入肺经，使得肺气不宣、鼻窍不利或鼻部气血阻滞、脾虚所致。刮痧疗法可宣肺清热、健脾，改善鼻部血液循环，达到通利鼻窍、消除鼻黏膜炎症、提高机体免疫力、缓解鼻炎症状的目的。

 刮拭头部 特效部位：

迎香穴：位于鼻翼外缘中点旁开0.5寸，即鼻唇沟的中间部位。刮拭此穴可以增强鼻腔黏膜的免疫功能，缓解鼻塞、嗅觉功能减退等症。

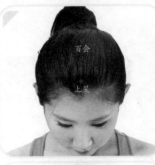

① 用梳刮法刮拭面部督脉，从百会穴到上星穴。

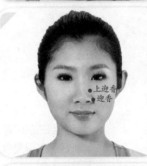

② 用点压法按压双侧上迎香穴、迎香穴。

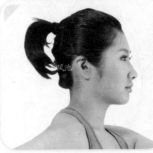

③ 用点压法按压双侧风池穴。

 调养建议
1. 注意环境卫生，保持室内通风。
2. 平时应注意锻炼身体，参加适当的体育活动。
3. 忌食辛辣燥热之物，多吃蔬菜、水果，戒烟戒酒。
4. 每日早晨可用冷水洗脸，以增强鼻腔黏膜的抗病能力。
5. 注意保护鼻子，鼻塞时不宜强行擤鼻，不要用手挖鼻。

刮拭躯干 特效部位：

　　膏肓穴：位于第4胸椎棘突下，正中线旁开3寸处。该穴具有提高心肺功能的作用，可缓解流涕、呼吸困难等慢性鼻炎症状。

 刮拭四肢 特效部位：

　　合谷穴：在手背第1、2掌骨间，第2掌骨桡侧的中点处。该穴是人体养生要穴，与呼吸系统密切相关。刺激此穴，可以缓解鼻塞、呼吸困难等症状。

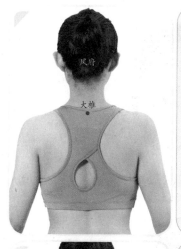

❶ 用边刮法刮拭颈背部督脉，从风府穴到大椎穴。

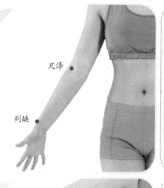

❶ 用边刮法刮拭手太阴肺经，从尺泽穴到列缺穴。

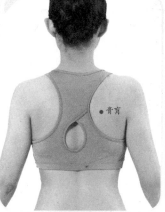

❷ 用角刮法刮拭双侧膏肓穴。

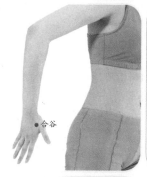

❷ 用按揉法按揉合谷穴。

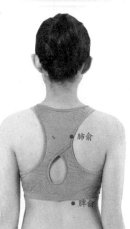

❸ 用角刮法刮拭背部膀胱经，从肺俞穴到脾俞穴。

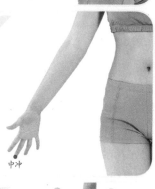

❸ 用点压法按压双侧中冲穴。

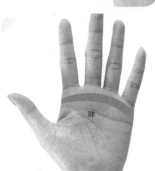

❹ 用摩擦法刮拭手部肺反射区。

扁桃体炎

扁桃体地处咽喉要冲，与外界关系密切，而扁桃体内的温度、湿度又很适合细菌繁殖，因此当身体抵抗力降低时很容易受病菌袭扰而发炎。此病常见于儿童，常反复发作，而且会引起耳、鼻以及心、肾、关节等局部或全身的并发症，故应予以重视。

症状表现

该病症状表现为扁桃体肿大，引起咽部发干、痒甚至疼痛，刺激性咳嗽，口臭，呼吸、吞咽、语言障碍等症状，并伴有发热头痛、畏寒等症状。由于经常咽下分泌物及隐窝中的细菌毒素，可致消化不良、头痛、乏力、低热等症状。

刮痧原理

中医认为，扁桃体炎多为风热相搏，结于咽喉，使此处气血阻滞所致。刮痧疗法可补阴生津、清热解毒，从而有效消除扁桃体的炎症。

刮拭头部

特效部位：

风池穴：位于项部，枕骨下，入发际1寸，胸锁乳突肌与斜方肌上端之间的凹陷处。该穴具有祛风散寒、宣肺解表的功效，刮拭该穴有助于平衡阴阳，驱赶毒邪，化解炎症。

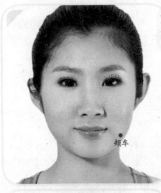

1 用角刮法刮拭双侧颊车穴。

颊车

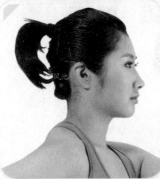

2 用点压法按压双侧风池穴。

风池

调养建议

1. 不要到影院、商场等人口密集场所，特别是在呼吸系统、消化系统疾病流行之际。
2. 注意口腔卫生，多喝些开水或果汁，以补充体内水分。
3. 养成良好的生活习惯，保证充足的睡眠时间，随天气变化及时增减衣服，去除室内潮湿的空气。
4. 注意加强饮食营养，增强体质，提高机体抵抗力。
5. 坚持锻炼身体，提高机体抵抗疾病的能力，不过度操劳，若劳累后应及时调整休息。

刮拭躯干

特效部位：

人迎穴：位于颈部，喉结旁1.5寸，当胸锁乳突肌的前缘，颈总动脉搏动处。刮拭该穴有利于行气活血，加速喉部血液循环，对消除咽喉肿痛有效，但应注意刮拭力度。

天突穴：位于人体颈部前正中线上，两锁骨中间，胸骨上窝中央。该穴位于气管上端，与肺脏遥相呼应，是气息出入的必经之地，刺激该穴可宣肺平喘，清音利痰，吸热生气，有效缓解扁桃体肿大带来的一系列不适症状。

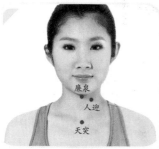
❶ 用按揉法按揉颈部廉泉穴、天突穴和喉结两侧的人迎穴。

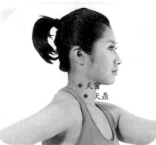
❷ 用摩擦法刮拭双侧天窗穴、天鼎穴。

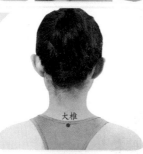
❸ 用摩擦法刮拭大椎穴。

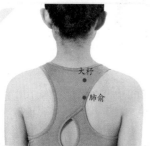
❹ 用边刮法刮拭背部膀胱经，从大杼穴到肺俞穴。

刮拭四肢

特效部位：

内庭穴：位于足背部，第2、3趾间，趾蹼缘后方赤白肉际处。该穴是胃经的荥穴，刮拭该穴可以清热解毒，驱逐郁结于胃经的风热邪气，配以丰隆穴效果更佳。

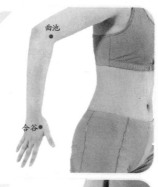
❶ 用边刮法刮拭手阳明大肠经，从曲池穴到合谷穴。

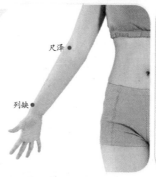
❷ 用边刮法刮拭手太阴肺经，从尺泽穴到列缺穴。

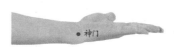
❸ 用点压法按压神门穴。

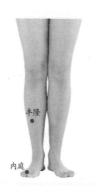
❹ 用边刮法刮拭足阳明胃经，从丰隆穴到内庭穴。

老年白内障

白内障是指由多种原因引起的晶状体混浊，光线被混浊的晶状体阻挡无法投射到视网膜上，导致视力渐进性减退的一种眼科疾病。该病多见于老年人，发生、发展程度随年龄增长而增加，最终缓慢发展为失明，整个过程时间长短不一，少则数月，长者可达数十年，一般为2～5年，也有可能停止在某一个阶段上不变。该病影响患者视力，并可能导致青光眼，因此有必要进行一定的控制。

症状表现

白内障的主要症状表现为无痛性视力减退，瞳孔区存在不同程度的混浊，甚至完全混浊，眼前出现固定性飞蚊症、复视或单眼多视症等，最终可能仅有光感。

刮痧原理

中医认为，老年性白内障是由于肾水匮乏、肝血不足、脾虚、气血生成不足所致。刮痧疗法通过对相关穴位和反射区的刮拭，补肾益肝、疏肝理气、健脾和胃，促进气血生成，调节人体代谢系统，延缓衰老，防止晶状体进一步混浊，缓解白内障症状。

刮拭头部

特效部位：

瞳子髎穴：位于面部，眼睛外侧，目外眦外侧约0.5寸，当眶外侧缘凹陷中。指压此穴可以促进眼部血液循环，缓解眼部疲劳和视觉模糊。

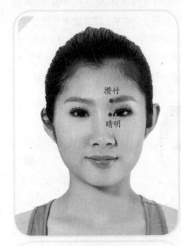

① 用角刮法刮拭面部足太阳膀胱经，从攒竹穴到睛明穴，手法尽量轻柔。

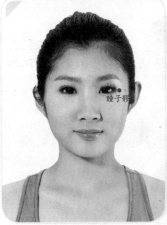

② 用按揉法按揉瞳子髎穴。

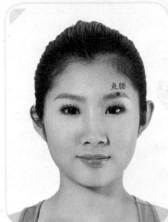

③ 用点压法按压鱼腰穴。

刮拭躯干

特效部位：

肝俞穴、肾俞穴：刺激肝俞穴、肾俞穴可补肾养肝，促进人体代谢，调理内分泌，辅助治疗白内障。

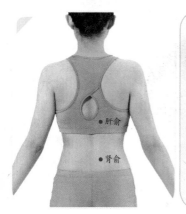

用角刮法刮拭背部膀胱经，从肝俞穴到肾俞穴。

刮拭四肢

特效部位：

大骨空穴：位于拇指背侧，指间关节的中点处。此穴乃经外奇穴，可有效改善白内障症状。

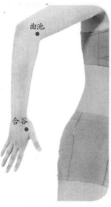

① 用边刮法刮拭手阳明大肠经，从曲池穴到合谷穴。

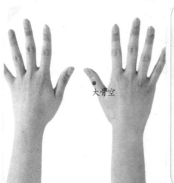

② 用摩擦法刮拭双侧大骨空穴。

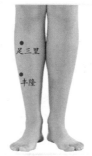

③ 用边刮法刮拭足阳明胃经，从足三里穴到丰隆穴。

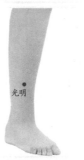

④ 用点压法按压双侧光明穴。

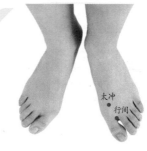

⑤ 用角刮法刮拭足部足厥阴肝经，从太冲穴到行间穴。

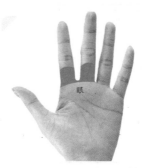

⑥ 用摩擦法刮拭手部眼反射区，以皮肤有热感为宜。

调养建议

1. 饮食起居要规律，注意劳逸结合，锻炼身体。

2. 适当控制读写和看电视的时间。阅读、写字和看电视的时间应控制在1小时之内，每隔1小时应闭眼休息或做眼保健操，也可以到户外活动几分钟。

麦粒肿

麦粒肿又叫睑腺炎，俗称"针眼"，是睫毛毛囊附近的皮脂腺或睑板腺的急性化脓性炎症。该病是一种普通的眼病，多发于青年人。患有沙眼、慢性结膜炎或过度用眼以及有近视、远视、散光等眼病时，没有及时配镜矫正，且眼睛疲劳时亦可发病；不注意用眼的卫生，用不干净的手、毛巾、手帕等擦眼，细菌侵入眼睑腺内，可直接引起麦粒肿。此病顽固，而且容易复发，严重时可遗留眼睑疤痕。

症状表现　　该病症状为眼睑红肿、充血和触痛，有时有波动感。近睑缘部位可触到硬结，睑缘处或睑结膜内有黄白色脓点，耳前淋巴结肿大并有触痛感，伴有怕冷、发热、全身不适等症状。

刮痧原理　　本病在中医上称为"土疳""土疡"等，多为风热外袭、脾胃湿热、热毒上熏、结聚胞睑所致。刮痧疗法可疏风清热、解毒散结，同时还可健脾利湿、消除炎症，达到有效改善该病的目的。

刮拭头部

特效部位：

　　风池穴：位于枕骨下，入发际1寸，胸锁乳突肌与斜方肌上端之间的凹陷处。该穴为体表的"感风之所，治风之穴"，刮拭该穴可以祛除风热毒邪，缓解该病症状。

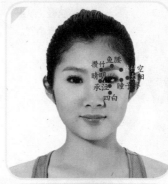

① 用按揉法按揉眼睛周围穴位，依次为攒竹穴、鱼腰穴、丝竹空穴、太阳穴、瞳子髎穴、承泣穴、四白穴、睛明穴。

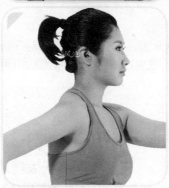

② 用点压法按压双侧风池穴。

刮拭躯干

特效部位：

　　脾俞穴：位于背部，当第11胸椎棘突下，旁开1.5寸处。该穴是健脾的首选穴位，刮拭该穴可以刺激脾的运化功能，以达到清热利湿、解毒的目的，外病内治，对麦粒肿有辅助治疗作用。

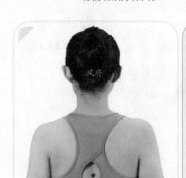

① 用边刮法刮拭颈背部督脉，从风府穴到至阳穴。

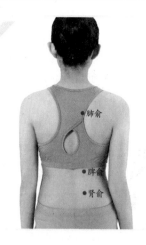

肺俞

脾俞
肾俞

2
用角刮法刮拭颈背部膀胱经，从肺俞穴经脾俞穴到肾俞穴。

刮拭四肢

特效部位：

曲池穴：位于肘横纹外侧端，屈肘，当尺泽与肱骨外上髁连线中点。该穴具有显著的排毒功能，能将肺内与皮肤上的病邪迅速转送到大肠，并排出体外，迅速缓解该病症状。

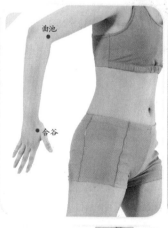

曲池

合谷

1
用边刮法刮拭手阳明大肠经，从曲池穴到合谷穴。

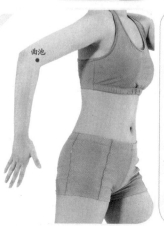

曲池

2
用按揉法按揉曲池穴。

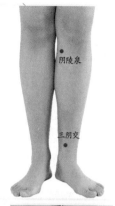

阴陵泉

三阴交

3
用边刮法刮拭足太阴脾经，从阴陵泉穴到三阴交穴。

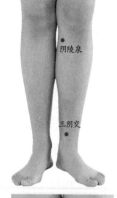

4
用角刮法刮拭双侧内庭穴。

内庭

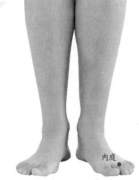

5
用角刮法刮拭足厥阴肝经，从太冲穴到行间穴。

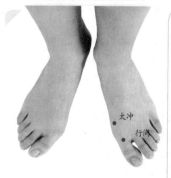

太冲
行间

调养建议

1. 注意眼部卫生，保持眼部清洁，不用脏手或脏物揉擦眼睛。
2. 注意休息，看电视、玩电脑、写作业时间不宜太长，保证充足的睡眠，避免过度疲劳。
3. 积极治疗眼部慢性炎症。
4. 饮食宜清淡，忌食辛辣煎炸之品，忌饮酒；还须每日定时排便，保持大便通畅。

青光眼

青光眼是因眼内压调整功能发生障碍，致使眼压异常升高引起的，是成人的主要致盲眼病之一。眼内压升高迫使巩膜筛板向后膨隆，使视神经纤维受到挤压和牵拉，引起视功能障碍。此外，高眼压可加重视神经纤维的损伤，最终导致视神经萎缩。该病具有隐匿性和渐进性的特点，早期临床表现不明显或没有特异性，因此不易被发觉，一旦发现视力下降，往往已是病程晚期，因此应早期发现，及时治疗。

症状表现

青光眼的发病可急可缓。急性青光眼发病之前患者与正常人没有任何差别，发病时患者眼压急骤升高，引起患者剧烈眼痛、头痛，视力显著下降，并常常伴有恶心、呕吐等症状，一旦延误治疗就会导致失明；慢性青光眼的眼压是在不知不觉中缓慢升高的，患者的视力可以在很长时间内不受影响，仅有轻微的眼胀、眼疲劳等症状，此类青光眼直至疾病晚期都很难被觉察，患者的视野会在不知不觉中逐渐缩小，并最终消失，导致失明。

刮痧原理

中医认为该病是因情绪激动、劳神过度，或外感风热，造成肝瘀生火、生风，伤及脾阴，导致脾的运化功能减弱，气血失和而不能上达眼目所致。刮痧疗法可以调理肝脏，达到清肝利目、增强脾脏功能的目的，从而有效缓解青光眼症状。

刮拭头部 特效部位：

翳风穴：位于耳垂后方，当乳突前下方与下颌角之间的凹陷处。该穴具有清热泻火、祛风通络的功效，刮拭此穴可以降肝火、祛肝风，有利于气血通达眼睛。

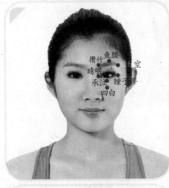

攒竹 鱼腰
睛明　　丝竹空
承泣　瞳子髎
四白

1

用点压法按压眼部周围穴位，依次为攒竹穴、鱼腰穴、丝竹空穴、瞳子髎穴、四白穴、承泣穴、睛明穴。

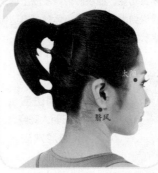

太阳

翳风

2

用点压法按压太阳穴、翳风穴。

调养建议

1. 保持心情舒畅，避免情绪过度波动。青光眼最主要的诱发因素就是长期不良精神刺激，如脾气暴躁、抑郁、忧虑、惊恐等。

2. 生活、饮食、起居规律，劳逸结合。适度参加体育锻炼，不要参加剧烈运动，保证睡眠质量；饮食清淡，营养丰富，禁烟酒、浓茶、咖啡。

3. 适当控制进水量，每天不能超过1000~1200毫升，一次性饮水不得超过400毫升。

4. 注意用眼卫生，保护眼睛，不要在强光下阅读，暗室停留时间不能过长，光线必须充足柔和，不要过度用眼。

刮拭躯干

刮拭四肢

特效部位：

太冲穴：在足背侧，当第1、2跖骨间隙的后方凹陷处。该穴是肝经原穴，不论是肝火、肝阳，还是肝气、肝风，都可按其泻之，刮拭该穴可以疏导肝火、肝风，调和肝脏气血，达到清肝利的目的。

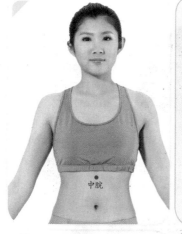

1

用角刮法刮拭中脘穴。

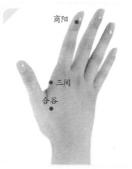

1

用边刮法刮拭手阳明大肠经，从合谷穴经三间穴到商阳穴。

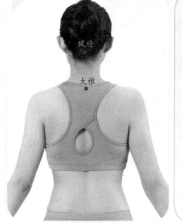

2

用边刮法刮拭颈背部督脉，从风府穴到大椎穴。

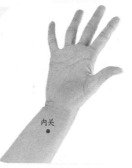

2

用点压法按压双侧内关穴。

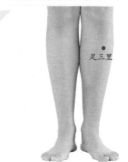

3

用点压法按压足三里穴。

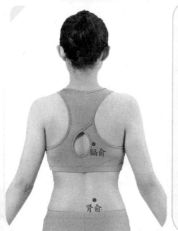

3

用角刮法刮拭背部膀胱经，从膈俞穴到肾俞穴。

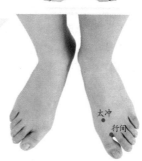

4

用边刮法刮拭足部足厥阴肝经，从行间穴到太冲穴。

鼻出血

鼻出血是由于局部或全身的原因使鼻腔黏膜血管破裂而引起的，从临床上来看，90%的鼻出血现象属于血管破裂导致的血管性流血，大多数情况下这种出血可以自行处理，只需及时止血即可。但经常性鼻出血如不及时加以治疗，迁延发展将会产生严重的后果，如鼻黏膜萎缩、贫血、记忆力减退、视力不佳、免疫力下降等，严重者会引起缺血性休克。

症状表现
本病少量出血时并无全身症状，仅表现为鼻孔滴血或鼻涕中夹杂有血丝；大量出血时患者会血如泉涌，堵住一个鼻孔，血还会从另一个鼻孔或口中流出，并伴有头昏、乏力、面色苍白、口渴等症状，更严重的还会出现胸闷、心慌、血压下降、出冷汗甚至休克等症状。

刮痧原理
该症状在中医里被称为"鼻衄"，鼻属于肺窍，鼻子出现病症，一般来说，与肺和肝等部位出现异常有着很大的关系。肺燥血热，气血上逆，引起鼻腔干燥，毛细血管因韧度不够而破裂，即可引发鼻出血。通过刮拭特效穴位和反射区，可清热开窍、理脾健胃、调和气血，从而有效止血。

刮拭头部
特效部位：

百会穴：当前发际正中直上5寸，或两耳尖连线与头顶正中线交点处。刮拭该穴具有清热开窍的作用，可有效缓解流鼻血症状。

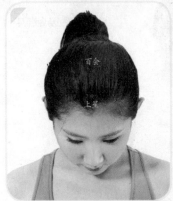
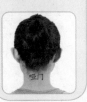

1 用边刮法刮拭头部督脉，从上星穴经百会穴到哑门穴。

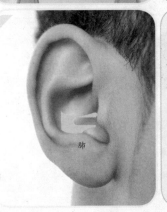

2 用角刮法刮拭双耳的肺反射区。

调养建议
1. 鼻出血时不要仰卧，注意保持呼吸道通畅，防止血液误吸。
2. 切忌用纸卷、棉花乱塞，这不但起不到止血的作用，还有可能会引起感染。
3. 该症状多出现于冬春季。冬季室内应湿化，使用加湿器，暖气、炉子上放盆水都可以达到增加湿度的目的。
4. 如果出血量多，止血无效，应及时到医院就诊。检查是否有其他疾病存在。

刮拭躯干

特效部位：

大椎穴：位于人体后正中线，第7颈椎棘突下。刮拭该穴可促进白细胞增加，提高机体免疫功能，快速止住鼻血。

 刮拭四肢

特效部位：

合谷穴：位于手背第1、2掌骨间，第2掌骨桡侧的中点处。刮拭该穴可引起血管舒张反应，对血压有双向调整的作用，不仅能缓解流鼻血症状，还能改善患者体质，降低流鼻血的几率。

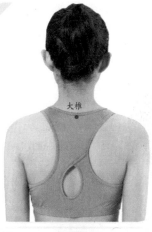

① 用边刮法刮拭大椎穴。

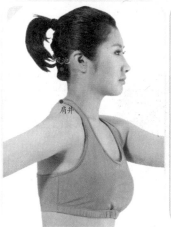

② 用边刮法刮拭肩背部两侧足少阳胆经，从风池穴到肩井穴。

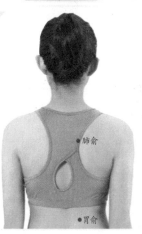

③ 用角刮法刮拭背部膀胱经，从肺俞穴到胃俞穴。

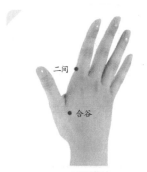

① 用边刮法刮拭双侧手阳明大肠经，从合谷穴到二间穴，重点用按揉法按揉合谷穴。

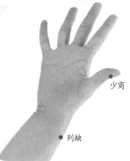

② 用边刮法刮拭手部手太阴肺经，从列缺穴到少商穴。

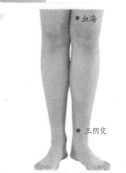

③ 用边刮法刮拭双侧足太阴脾经，从血海穴到三阴交穴。

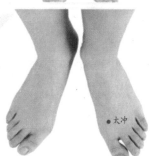

④ 用点压法按压双侧太冲穴。

皮肤科疾病

斑秃

斑秃俗称"鬼剃头"，头皮血液循环不良、内分泌异常、免疫功能低下、精神紧张、遗传、病灶感染、传染等，都可导致斑秃的发生。该病发病骤然，无自觉症状，患者会突然出现头发成片脱落的现象，少数患者在发病初期患处可能会有轻微异常之感。斑秃给人们的日常生活和交际带来极大阻碍，少数斑秃患者甚至因此而患上自闭症。

症状表现

本病无自觉症状，初起为单个或数个边界清楚的圆形或椭圆形脱发区，每个直径1～2厘米。随后脱发现象逐渐增多，脱发区也随之扩大。如病情继续恶化，可导致全秃，严重者眉毛、睫毛、腋毛、阴毛和全身毳毛也都脱落。脱发的头皮正常，光滑、无炎症现象，有时看上去较薄稍凹。

刮痧原理

中医认为，毛发的营养来源于血，脾胃是气血生化之源，肝是血液贮藏之所，脾胃功能虚衰、肝气不畅都可导致斑秃的发生。"肾主骨生髓，其华在发"，因此肾经亏损，也会导致毛枯发落。刮痧疗法可补益肝肾、健脾养血，调节内分泌，促进血液循环，从而有效改善斑秃。

刮拭头部

特效部位：

百会穴：当前发际正中直上5寸，或两耳尖连线与头顶正中线交点处。刮拭该穴可通畅百脉，调和气血，扩张局部血管，从而改善头部血液循环，改善毛囊的营养供应。

阿是穴：即出现秃发的部位。刮拭这些部位可增强毛囊活性，使毛囊周围血管的血流量增多，促进毛发新生。

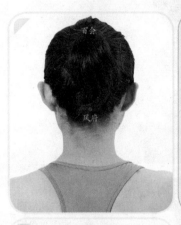

① 用边刮法刮拭头部督脉，从百会穴到风府穴。

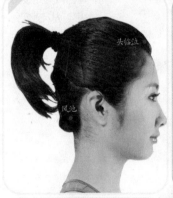

② 用梳刮法刮拭头部足少阳胆经，从头临泣穴到风池穴。

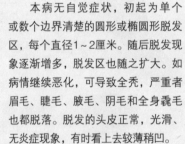

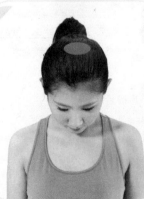

③ 寻找阿是穴，即秃发部位，用边刮法重点刮拭。

刮拭躯干

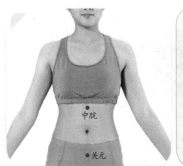

① 用边刮法刮拭腹部任脉，从中脘穴到关元穴。

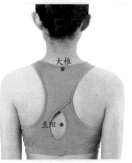

② 用边刮法刮拭背部督脉，从大椎穴到至阳穴。

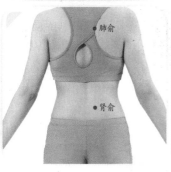

③ 用角刮法刮拭背部膀胱经，从肺俞穴到肾俞穴。

调养建议 1. 保持良好的精神状态是治愈斑秃的关键。放松的心态有利于促进斑秃的自愈，否则有可能会妨碍新发的生长，甚至造成恶性循环，加重脱发症状。

2. 合理安排作息时间，劳逸结合，保证充足睡眠。

3. 忌食辛辣之物，不喝具有刺激性的浓茶与咖啡。

刮拭四肢

特效部位：

太溪穴：位于足内侧，内踝后方，当内踝尖与跟腱之间的凹陷中。刮拭该穴可以提高肾功能，对于改善由肾虚引发的脱发有显著的效果。

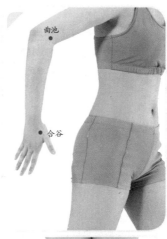

① 用边刮法刮拭手阳明大肠经，从曲池穴到合谷穴，重点用点压法按压合谷穴。

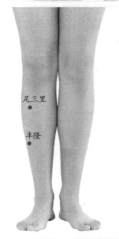

② 用边刮法刮拭足阳明胃经，从足三里穴到丰隆穴。

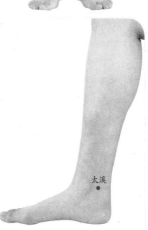

③ 用摩擦法刮拭太溪穴。

神经性皮炎

神经性皮炎又称慢性单纯性苔藓，是以阵发性皮肤瘙痒和皮肤苔藓化为特征的慢性皮肤病。顾名思义，该病与精神、情绪有着密切的联系，与神经系统功能障碍、大脑兴奋与抑制平衡失调有关，而且病程缓慢，反复发作，常数年不愈，治愈后容易复发。

症状表现

该病症状为阵发性剧痒，夜间病情加剧。发病初期仅有瘙痒感，而无原发皮损，搔抓及摩擦后皮肤逐渐出现粟粒至绿豆大小的扁平丘疹，圆形或多角形，坚硬而有光泽，呈淡红色或正常皮色，散在分布。随着患者搔抓，丘疹逐渐增多而融合成片，随即隆起且变为暗褐色，伴有干燥、细碎脱屑。皮损处边界清楚，边缘可有小的扁平丘疹，散在而孤立。

刮痧原理

中医认为该病是由于素体阳虚，卫气不固，湿寒之邪瘀塞肌表腠理，闭阻毛孔所致。湿瘀侵腐肌表，不仅使肌肤发痒，还可使气血营运不畅。刮痧疗法可清热利湿、活血散结，最大程度缓解该病病情。另外，针对该病症的刮痧可以直接在皮损处刮拭，不必担心刮拭皮损处会对皮肤造成损害。

刮拭头部

特效部位：

风池穴：位于枕骨下入发际1寸，胸锁乳突肌与斜方肌上端之间的凹陷处。该穴被称为体表的"感风之所，治风之穴"，刮拭该穴有助于祛除侵入体表的湿寒之邪。

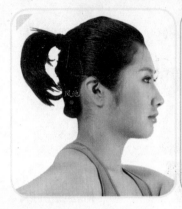

用点压法按压双侧风池穴。

刮拭躯干

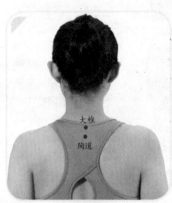

❶ 用边刮法刮拭背部督脉，从大椎穴到陶道穴。

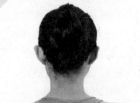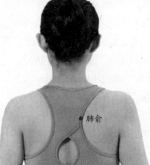

❷ 用角刮法刮拭双侧肺俞穴。

刮拭四肢

特效部位：

　　曲池穴：在肘横纹外侧端，屈肘，当尺泽与肱骨外上髁连线中点。该穴为大肠经的合穴，对大肠经病有着逆气而泻的重要作用，具有显著的排毒功能，能将肺内与皮肤上的病邪迅速转送到大肠，并排出体外，缓解皮肤的肿胀瘙痒等症状。

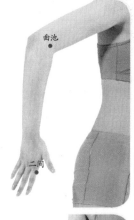

❶ 用边刮法刮拭手阳明大肠经，从曲池穴到二间穴。

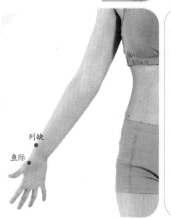

❷ 用边刮法刮拭手太阴肺经，从列缺穴到鱼际穴。

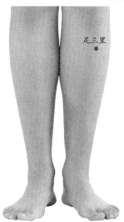

❸ 用角刮法刮拭双侧足三里穴。

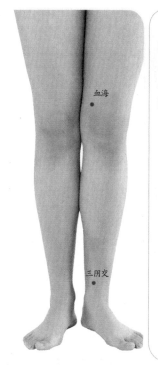

❹ 用边刮法刮拭足太阴脾经，从血海穴到三阴交穴。

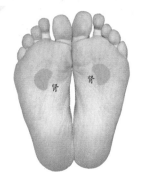

❺ 用按揉法按揉足底肾反射区，以感觉发热为宜。

调养建议

1. 克服烦躁易怒、焦虑不安、失眠等不良精神因素，待人接物保持随和态度。

2. 尽量避免搔抓患处，实在奇痒难忍可用冷毛巾适当冷敷一下，不应以热水烫来止痒。

3. 避免饮酒、饮浓茶及食用辛辣食品。

4. 该病病程缓慢，反复发作，治疗时要持之以恒，不可半途而废。

皮肤瘙痒症

　　皮肤瘙痒症是一种自觉瘙痒，而无原发性皮肤损害的皮肤病。外界刺激、体内病变都会造成皮肤瘙痒，无任何先行或并发症，而又明显且具有持续性的特点。此症往往是多种疾病的预警信号，患者除了要医治皮肤瘙痒症状本身外，还应该及时前往医院就诊，早治疗，以免酿成大病。

症状表现

　　皮肤瘙痒症主要为阵发性、痒感剧烈，常在夜间加重，影响睡眠。患者常用手抓挠不止，皮肤因抓挠过度而出现抓痕、血痕，日久可出现湿疹化、苔藓样变及色素沉着。

刮痧原理

　　中医上将皮肤瘙痒叫作"痒风"，主要有两个病因：一是风热侵入肌肤腠理，气血不能通达皮肤；二是体内阳亢偏盛，灼耗阴液，导致皮肤失去所养。刮痧疗法一方面可祛除外邪，另一方面可益气养阴，从而有效缓解皮肤瘙痒症状。

刮拭头部　特效部位：

　　风池穴：位于枕骨下入发际1寸，胸锁乳突肌与斜方肌上端之间的凹陷处。刮拭该穴有助于祛除侵入体表的风热邪气。

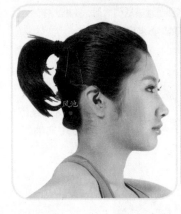

用点压法按压双侧风池穴。

刮拭躯干

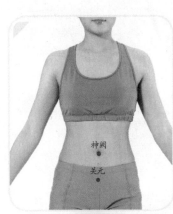

❶
用边刮法刮拭腹部任脉，从神阙穴到关元穴。

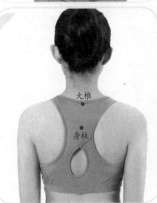

❷
用边刮法刮拭背部督脉，从大椎穴到身柱穴。

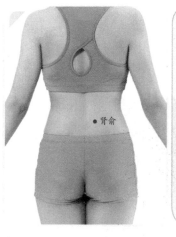

3
用角刮法刮拭双
侧肾俞穴。

刮拭四肢

特效部位：

治痒穴：在手腕放下时，从肩膀凹
洼，以垂直线而下，该线与乳头的水平线
相交处。刮拭此穴对于改善瘙痒类疾病很
有效果。

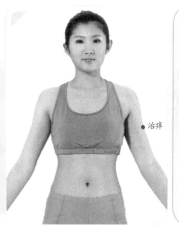

1
用点压法按压双
侧治痒穴。

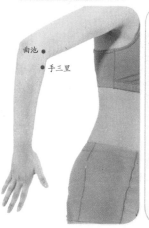

2
用边刮法刮手
阳明大肠经，
从曲池穴到手
三里穴。

3
用边刮法刮拭足
太阴脾经，从漏
谷穴到商丘穴。

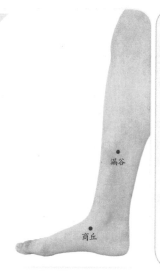

4
用角刮法刮拭双
侧承山穴。

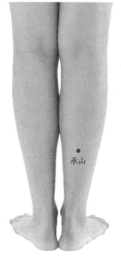

调养建议

1. 生活规律，早睡早起，适当锻炼。
及时增减衣服，避免冷热刺激。
2. 全身性瘙痒患者应注意减少洗澡次
数，洗澡时不要过度搓洗皮肤，不用
碱性肥皂。
3. 内衣以棉织品为宜，应宽松舒适，
避免摩擦。
4. 精神放松，避免恼怒忧虑，树立信
心。积极寻找病因，去除诱发因素。
5. 戒烟酒、浓茶、咖啡及一切辛辣刺
激食物，饮食中适度补充脂肪。

湿疹

湿疹是一种常见的炎症性皮肤病，多见于面部、耳后、四肢屈侧、乳房、手部、阴囊等处。该病诱因有许多，例如进食某些食物如鱼、虾、蛋、牛羊肉等，吸入某种花粉、尘螨，多种化学物质如化妆品、肥皂、合成纤维等，均可为发病因素。该病有渗出性，自觉搔痒，容易反复发作。近年来，湿疹的发病率呈上升趋势。

症状表现

该病症状表现为自觉剧烈瘙痒、红斑、丘疹、丘疱疹或水疱密集成片，易渗出，周围散在小丘疹、丘疱疹，常伴糜烂、结痂，如继发感染，可出现脓包或脓痂。如不及时治疗，就会出现患处皮肤浸润肥厚，表面粗糙，呈暗红色或伴色素沉着等症状，病程可长达数月或数年，也可因刺激而急性发作。

刮痧原理

中医认为，该病是由于人体营血不足，血虚伤阴导致湿热逗留，加之外感风邪，风燥湿热郁结，浸淫肌肤而成。其中"湿"是主要因素，湿邪黏腻、重浊、易变，因此该病病程迁延。刮痧疗法通过健脾除湿、养阴散热、活血散结，来达到化湿解毒的目的，从而有效改善该病。

刮拭头部

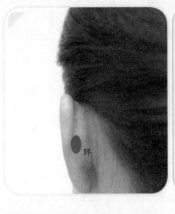

用角刮法刮拭耳背脾反射区。

刮拭躯干

特效部位：

志室穴：位于腰部，当第2腰椎棘突下，旁开3寸处。肾脏的寒湿水气由此穴外输膀胱经，因此刮拭此穴可以外降体表之温，使湿热之毒散出体外。

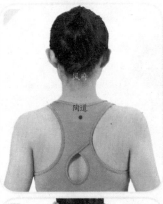

❶ 用边刮法刮拭颈背部督脉，从风府穴到陶道穴。

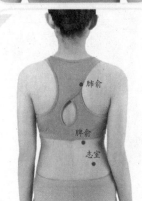

❷ 用角刮法刮拭背部膀胱经，从肺俞穴到脾俞穴，然后用同种手法刮拭双侧志室穴。

特效部位：

太白穴：在足大趾本节后下方赤白肉际凹陷处。该穴为人体足太阴脾经上的重要穴位之一，能较好地补充脾经经气的不足，为脾经经气的供养之源，刮拭该穴可有效健脾除湿，对改善湿疹效果显著。

蠡沟穴：在小腿内侧，当足内踝尖上5寸处，胫骨内侧面的中央。刺激此穴可解肝毒，除湿热，改善湿疹效果显著。

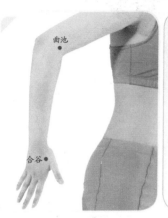

① 用边刮法刮手阳明大肠经，从曲池穴到合谷穴。

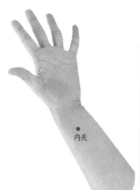

② 用摩擦法刮拭双侧内关穴。

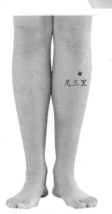

③ 用角刮法刮拭双侧足三里穴。

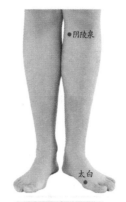

④ 用边刮法刮拭足太阴脾经，从阴陵泉穴到太白穴。

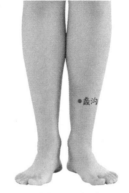

⑤ 用摩擦法刮拭双侧蠡沟穴。

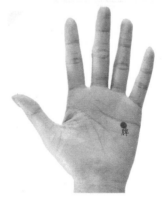

⑥ 用摩擦法刮拭手掌的脾反射区，以皮肤透热为宜。

 调养建议

1. 忌食辣椒、鱼、虾、蟹，忌饮浓茶、咖啡、酒类。

2. 保持大便通畅，睡眠充足，冬季注意皮肤清洁及润泽。

3. 避免热水洗烫、过多使用肥皂、用力搔抓及外用药不当。

4. 生活上注意避免精神紧张、焦虑、忧郁，建立治愈信心，明确湿疹不是"不治之症"。

荨麻疹

荨麻疹俗称"风团""风疹团"，是一种常见的过敏性皮肤病，多由于皮肤血管发生暂时性炎性充血与大量液体渗出所致，如果没有停止接触过敏原并加以治疗，出疹发痒的情形就会加剧。此外，黏膜上也会出现荨麻疹，因为荨麻疹不光长在皮肤上，内脏也会长，使人腹痛、心慌，严重时还会危及生命。

症状表现 该病起病较急，先出现剧烈瘙痒，随即产生大小不等、形态不一的红色、肤色或苍白色风团，皮疹迅起迅消，消退后不留痕迹。可于一天内反复多次出疹。皮疹可泛发全身，也可累及黏膜。若消化道受累，可发生上腹疼痛、恶心、呕吐等。呼吸系统受累可出现呼吸困难、胸闷，少数患者伴有发烧。

刮痧原理 该病在中医中被称为"瘾疹"，多由表虚不固，风邪乘虚侵袭，外加肠胃不和、脾胃不健，导致湿热内生，再加外感风邪，二者交争于皮肤所致。刮痧疗法可以祛风解表、通腑泄热、温中健脾，从而改善该病。

刮拭头部

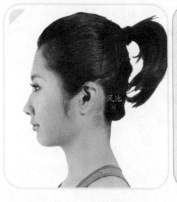

用点压法按压双侧风池穴。

刮拭躯干 特效部位：

风门穴：在背部，当第2胸椎棘突下，旁开1.5寸处。对于荨麻疹患者而言，刺激该穴不仅可疏风解表，清热凉血，还可以起到抗过敏、止痒的作用，从而有效缓解荨麻疹症状。

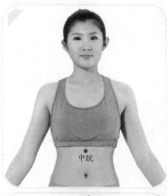

1 用角刮法刮拭中脘穴。

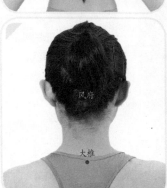

2 用边刮法刮拭颈背部督脉，从风府穴到大椎穴。

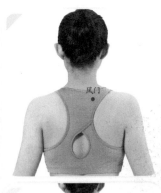

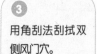
3 用角刮法刮拭双侧风门穴。

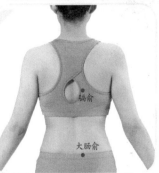

4 用角刮法刮拭背部膀胱经，从膈俞穴到大肠俞穴。

刮拭四肢 特效部位：

    风市穴：在大腿外侧部的中线上，当腘横纹上7寸处。刮拭该穴可排出体内毒素，对皮肤痒疹有显著效果。

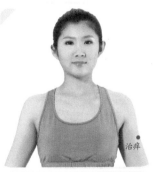

1 用点压法按压双侧治痒穴。

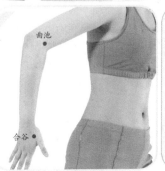

2 用边刮法刮拭手阳明大肠经，从曲池穴到合谷穴。

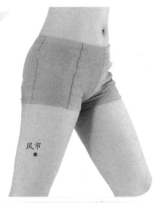

3 用角刮法刮拭双侧风市穴。

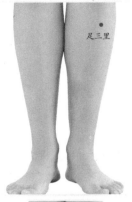

4 用角刮法刮拭双侧足三里穴。

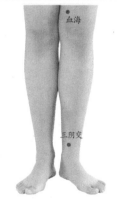

5 用边刮法刮拭足太阴脾经，从血海穴到三阴交穴。

调养建议

1. 饮食宜清淡，多吃新鲜蔬果，避免刺激及易致敏食物，保持大便通畅。
2. 室内禁止放花卉及喷洒杀虫剂，防止花粉及化学物质再次致敏。
3. 远离烟酒。
4. 尽量避免搔抓患处，实在奇痒难忍可用冷毛巾适当冷敷一下，不应以热水洗烫来止痒。

带状疱疹

带状疱疹是由水痘-带状疱疹病毒引起的急性炎症性皮肤病，初次感染表现为水痘，患者一般来说可获得对该病毒的终生免疫。但是有些患者体内的病毒长期潜伏在脊髓后根神经节，当免疫功能减弱时，病毒可再度生长繁殖引发带状疱疹。

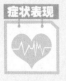

症状表现

该病发病前患者往往有发热、倦怠、食欲不振等前驱症状，1~3天后患处皮肤潮红，进而出现多数成群簇集的粟粒至绿豆大的丘疱疹。而后这些疱疹迅速变为水疱，疱壁紧张发亮，内容透明澄清，互不融合。疱疹沿皮神经分布，单侧发疹，不超过体表正中线，多呈不规则带状排列，常见于颜面、颈、胸背、腰腹部，亦可侵犯眼、耳、口腔及阴部黏膜。神经痛为本病特征之一，可于发疹前或伴随发疹出现。

刮痧原理

中医上称该病为"腰缠火丹"，多由肝脾湿热、毒邪内蕴所致。刮痧疗法以健脾化湿、清泻肝胆为原则改善该病症状。

刮拭头部

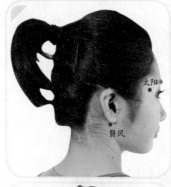

太阳

翳风

1
用点压法按压太阳穴、翳风穴。

下关

颊车

2
用角刮法刮拭面颊处足阳明胃经，从下关穴到颊车穴。

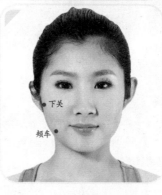

刮拭躯干

特效部位：

夹脊穴：也称华佗夹脊穴，位于第1胸椎至第5腰椎，棘突下旁开0.5寸处，一侧17个穴，左右共34穴。刮拭此穴可调节督脉和膀胱经的经气，增加局部血液循环，加快局部炎性产物的排泄，是辅助治疗带状疱疹的经外奇穴。

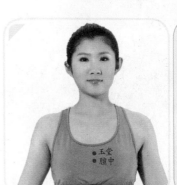

玉堂
膻中

1
用角刮法刮拭胸部任脉，从玉堂穴到膻中穴。

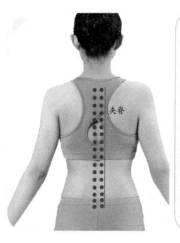

2

用角刮法刮拭与带状疱疹处相对应的同侧夹脊穴。

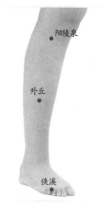

3

用边刮法刮拭患侧足少阳胆经，从阳陵泉穴到外丘穴，然后重点刮拭侠溪穴。

刮拭四肢

特效部位：

　　侠溪穴：位于人体的足背外侧，当第4、5趾间，趾蹼缘后方赤白肉际处。刮拭该穴可以清肝泻胆，有效清除内蕴于肝胆的湿热毒邪，辅助治疗带状疱疹。

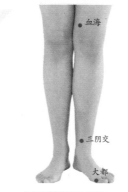

4

用边刮法刮拭足太阴脾经，从血海穴到三阴交穴，然后重点刮拭大都穴。

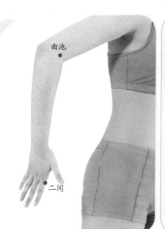

1

用边刮法刮拭患侧手阳明大肠经，重点刮拭曲池穴到二间穴。

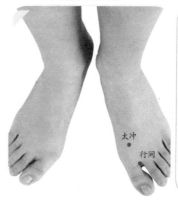

5

用角刮法刮拭足厥阴肝经，从太冲穴到行间穴。

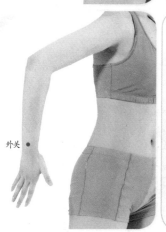

2

用摩擦法刮拭双侧外关穴。

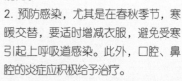

调养建议

1. 增强体质，提高机体抵御疾病的能力。

2. 预防感染，尤其是在春秋季节，寒暖交替，要适时增减衣服，避免受寒引起上呼吸道感染。此外，口腔、鼻腔的炎症应积极给予治疗。

3. 防止外伤。外伤易降低机体的抗病能力，容易导致本病的发生。避免接触毒性物质。

男科疾病

遗精

遗精是指成年男性不因性活动而精液外泄的一种生殖系统疾病，有生理性遗精和病理性遗精之分。正常未婚男子每月发生2～3次遗精现象为正常生理性遗精，若经常发生，一周数次或一夜数次，并伴有全身不适，即为病理性遗精。生理性遗精无需治疗，刮痧主要针对病理性遗精。

症状表现

主要症状为：一周或一夜出现数次遗精，且伴有神疲乏力、头晕耳鸣、腰酸腿软、多梦、盗汗、烦热等症状。

刮痧原理

中医将精液自遗现象称为遗精或失精。有梦而遗者为"梦遗"，无梦而遗甚至清醒时精液自行滑出者为"滑精"。遗精多由肾虚精关不固，或心肾不交，或湿热下注所致。刮痧疗法可以补肾益气、固本培元，调节神经系统及内分泌系统的功能，平衡性激素，达到调病养身的目的。

刮拭躯干

特效部位：

关元穴：位于腹下部，肚脐直下3寸处。刮拭此穴，有强精壮阳的效果，有助于调节内分泌，活跃身体机能，抵抗疲劳，与太溪穴配合，能有效改善男子遗精症。

肾俞穴：在第2腰椎棘突下，旁开1.5寸处。该穴是肾的保健要穴，具有疏通经络、行气活血的作用，刮拭该穴可温肾壮阳、固精培元、调理气血，改善遗精。

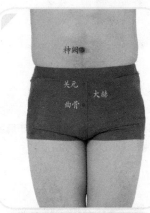

1
用边刮法刮拭腹部任脉，从神阙穴到曲骨穴，重点刮拭关元穴，然后刮拭两侧大赫穴。

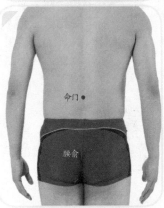

2
用边刮法刮拭背部督脉，从命门穴到腰俞穴。

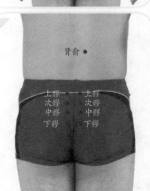

3
用角刮法刮拭背部膀胱经，先刮拭肾俞穴，然后刮拭八髎穴。

特效部位：

太溪穴：在足内侧，内踝后方，当内踝尖与跟腱之间的凹陷处。该穴具有滋阴补肾、提高肾功能的作用，刮拭此穴对于改善肾虚引起的遗精效果显著。

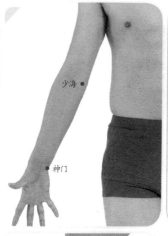

1 用边刮法刮拭手少阴心经，从少海穴到神门穴。

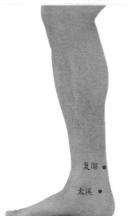

2 用边刮法刮拭足少阴肾经，从复溜穴到太溪穴。

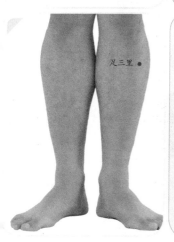

3 用角刮法刮拭双侧足三里穴。

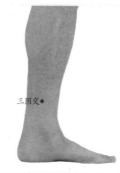

4 用角刮法刮拭双侧三阴交穴。

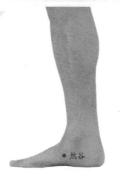

5 用点压法按压双侧然谷穴。

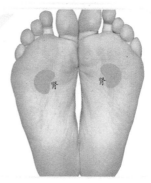

6 用摩擦法刮拭足底肾反射区，直到微微发热为止。

 调养建议

1. 正确认识遗精现象，纠正错误的思想观念，克服紧张焦虑情绪，切忌滥用药物。

2. 树立正确的道德观，勿迷恋色情书刊和影视音像制品。

3. 合理安排日常生活，平时要多参加户外活动，努力培养多种有益的兴趣和爱好。

4. 要养成侧卧位睡觉的习惯，不要盖太厚的被子。

5. 要经常保持外阴清洁，不要穿紧身衣裤。

阳痿

阳痿是指男子阴茎始终不能勃起，或者勃起无力，硬而不坚，以致不能完成性交的一种男科疾病。据统计，阳痿患者占全部男性性功能障碍患者总数的37%～42%。成年男性中约有10%的人发生阳痿。阳痿是由于大脑皮质对勃起的抑制过强，脊髓中枢神经系统机能紊乱，或性交时，男子过度紧张亢奋所致，神经衰弱、性交频繁及青少年手淫过度也会引起此病。

症状表现　该病起初表现为阴茎能自主勃起，但勃起不坚不久。随后发展为阴茎不能自主勃起、性欲缺乏、性冲动不强、性交中途痿软。最终发展为阴茎萎缩、无性欲、阴茎完全不能勃起。同时伴有面色土白、腰酸足轻、周身怕冷、食欲减退、精神不振、肢体酸软无力等症状。

刮痧原理　中医认为该病主要是因为思虑忧郁导致心脾受损，或命门火衰导致肾气虚弱所致。刮痧疗法通过刮拭相关穴位和反射区，可缓解精神紧张，调节大脑皮层的兴奋度，促使中枢神经系统恢复正常，调整内分泌和性激素，补肾壮阳，增强性功能，从而有效改善阳痿。

刮拭头部　特效部位：

百会穴：当前发际正中直上5寸，或两耳尖连线与头顶正中线交点处。刺激该穴可以放松大脑皮层的紧张度，调节中枢神经系统，缓解精神紧张，调节内分泌，有效改善由精神因素引起的阳痿。

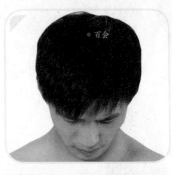

用摩擦法刮拭百会穴。

刮拭躯干　特效部位：

气海穴：位于前正中线上，当脐下1.5寸处。刮拭该穴可以补肾虚、益元气，调整脊髓中枢神经的紊乱，安定精神，缓解精神紧张，对消除功能性阳痿有显著效果。

关元穴：位于腹下部，肚脐直下3寸处。该穴具有很好的强精壮阳的功效，对男子精子缺乏症、阳痿等疾病有显著效果。

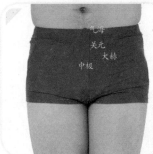

❶ 用边刮法刮拭腹部任脉，从气海穴经关元穴到中极穴，然后刮拭两侧大赫穴。

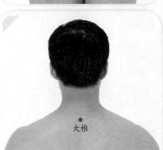

❷ 用摩擦法刮拭大椎穴。

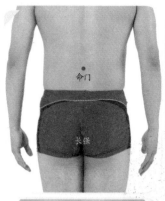

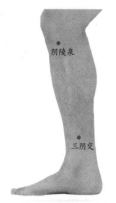

③ 用边刮法刮拭背部督脉，从命门穴到长强穴。

② 用边刮法刮拭足太阴脾经，从阴陵泉穴到三阴交穴。

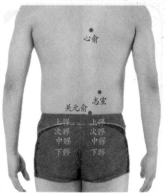

④ 用角刮法刮拭背部膀胱经，从心俞穴到关元俞穴，然后刮拭八髎穴、志室穴。

③ 用边刮法刮拭足厥阴肝经，从曲泉穴到蠡沟穴。

刮拭四肢

特效部位：

三阴交穴：位于小腿内侧，当足内踝尖上3寸处，胫骨内侧缘后方。该穴是肝经、脾经、肾经的交会处，刮拭该穴可调节三阴经经气，增强男子性功能，改善阳痿、睾丸缩腹等病症。

复溜穴：位于太溪穴直上2寸处，跟腱的前方。复溜穴是足少阴肾经的经穴，具有滋阴补肾、固表通利的双重作用，改善阳痿效果显著。

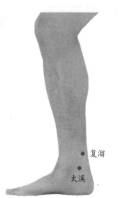

④ 用边刮法刮拭足少阴肾经，从复溜穴到太溪穴。

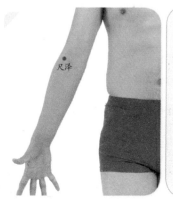

① 用点压法按压双侧尺泽穴。

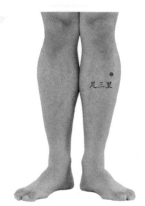

⑤ 用点压法按压双侧足三里穴。

早泄

早泄是指男子性交时间极短即行排精，甚至性交前即泄精的现象。早泄是一种性交不和谐症，一般30%的男性曾有此情况发生，其原因多样，多半由于大脑皮层对脊髓初级射精中枢的抑制能力减弱，以及骶髓射精中枢兴奋性过高所引起，如不积极治疗可能会引起严重的性功能障碍，甚至影响生育。

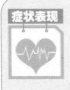 **症状表现**

早泄症状为阴茎勃起后，未进入阴道之前，或刚刚进入而尚未抽动时便已射精，或能进入阴道进行性交，但不到1分钟即射精。

 刮痧原理

中医认为该病病因是相火亢进，以及肾气亏虚。刮痧疗法可以强肾益精，调节中枢神经系统，降低大脑皮层兴奋度，放松身体，缓解精神紧张，有效缓解泄精症状。

 刮拭头部

特效部位：

百会穴：位于前发际正中直上5寸，或两耳尖连线与头顶正中线交点处。刮拭该穴可以放松大脑皮层的紧张度，调节中枢神经系统，缓解精神紧张，调节内分泌，防止早泄。

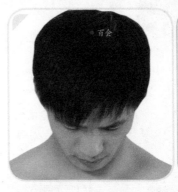

用摩擦法刮拭百会穴。

 刮拭躯干

特效部位：

肾俞穴：在第2腰椎下，旁开1.5寸处。刺激此穴能增加肾脏血流量，改善肾脏血液循环，加速肾杂质的排泄，保护肾功能，活跃肾机能，增强性能力，改善早泄。

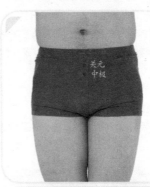

❶ 用边刮法刮拭腹部任脉，从关元穴到中极穴。

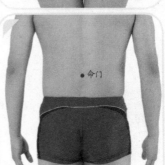

❷ 用摩擦法刮拭命门穴。

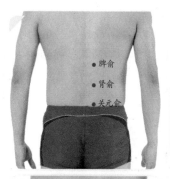

❸ 用角刮法刮拭背部膀胱经，从脾俞穴到关元俞穴，然后重点刮拭肾俞穴。

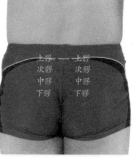

❹ 用边刮法刮拭八髎穴。

刮拭四肢

特效部位：

　　内关穴：位于前臂掌侧，在大陵与曲泽的连线上，腕横纹上2寸处。该穴有理气活血、安神定志之功效，性生活前刮拭该穴可缓和紧张情绪，促进血脉的循环顺畅，有效改善早泄症状，使性生活更加和谐。

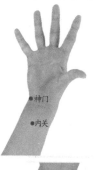

❶ 用摩擦法刮拭双侧内关穴、神门穴。

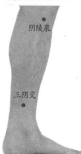

❷ 用边刮法刮拭足太阴脾经，从阴陵泉穴到三阴交穴。

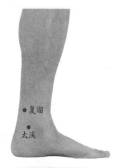

❸ 用边刮法刮拭足少阴肾经，从复溜穴到太溪穴。

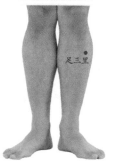

❹ 用点压法按压足三里穴。

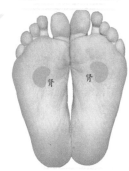

❺ 用按揉法按揉足底肾反射区，直到微微发热为止。

调养建议

1. 积极参加体育锻炼，特别是气功的操练，以提高身心素质，增强意念控制能力。

2. 性生活时要做到放松，消除担心性器官过小、性能力不强等而产生的紧张、自卑和恐惧心理。勿纵欲，勿疲劳后行房，勿勉强交媾。

3. 男方患有早泄，女方切勿埋怨责怪，以免加重男方的心理压力。

4. 多食一些具有补肾固精作用的食物，如牡蛎、核桃、栗子、鸽蛋、猪腰等。

5. 阴虚火亢型早泄患者，不宜食用过于辛热的食物，如羊肉、狗肉、麻雀、牛羊鞭等。

前列腺炎

前列腺炎是指由泌尿系统感染、血行感染或淋巴系统感染引起的前列腺炎症，是一种男性常见病与多发病，临床上有急慢性前列腺炎之分，其中以慢性前列腺炎最为常见。本病可发生于任何年龄的成年男子，青春期前很少发病，多发于20～40岁男子。据统计，年龄在35岁以上的男子35%～40%患有本病，而该病占泌尿系统疾病的25%～30%。

症状表现

该病主要症状为尿频、尿急、尿痛、排尿不尽、排尿困难等排尿异常症状，可伴有会阴、下腹、腰骶部、睾丸等部位不适或疼痛。此外，患者还可出现性欲减退、射精痛和早泄等症状，排尿后或大便时还会出现尿道口流白等症。而头晕、头痛、失眠、多梦、乏力和忧郁等非健康表现，也是患者的多发症状。

刮痧原理

该病在中医中属于"白浊"范畴，主要病因为湿热毒邪侵入，损伤肾阴或肾阳。刮痧疗法主要以调整膀胱气机、抗炎利尿、清热消肿为目的，通过排出淤滞、疏通经络、温肾益气、清热利湿，达到激发和增强前列腺功能、促进排尿、防止炎症扩散，缓解并改善前列腺炎的目的。

刮拭躯干

特效部位：

曲骨穴：在下腹部，前正中线上，耻骨联合的上缘。刮拭此穴可强身健体、补肾益气，对改善男性前列腺方面的疾病效果显著。

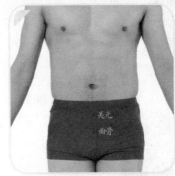

① 用边刮法刮拭腹部任脉，从关元穴到曲骨穴。

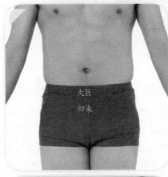

② 用边刮法刮拭腹部足阳明胃经，从大巨穴到归来穴。

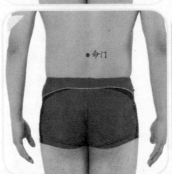

③ 用边刮法刮拭命门穴。

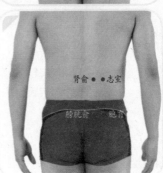

④ 用角刮法刮拭背部膀胱经，从肾俞穴到膀胱俞穴，再刮拭志室穴、胞肓穴。

特效部位：

丰隆穴：位于人体的小腿前外侧，当外踝尖上8寸，条口穴外，距胫骨前缘二横指（中指）处。刮拭该穴可调和脾胃，加强气血流通，促进水液代谢，缓解由前列腺炎引起的下腹疼痛、尿浊等症状，配以承山穴效果更佳。

复溜穴：位于太溪穴直上2寸处，跟腱的前方。刺激此穴可强化肾脏功能，具有滋阴补肾、固表通利的双重作用，对于改善前列腺炎效果显著。

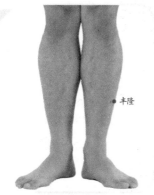

1 用角刮法刮拭双侧丰隆穴。

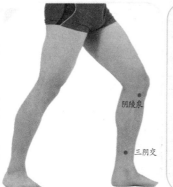

2 用边刮法刮拭足太阴脾经，从阴陵泉穴到三阴交穴。

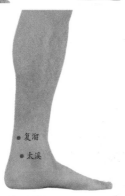

3 用边刮法刮拭足少阴肾经，从复溜穴到太溪穴。

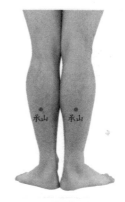

4 用角刮法刮拭双侧承山穴。

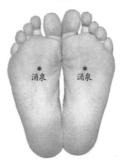

5 用摩擦法刮拭双侧涌泉穴。

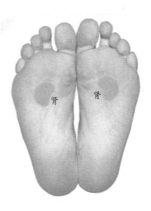

6 用摩擦法刮拭足底肾反射区。

 调养建议

1. 饮食清淡，多食新鲜水果、蔬菜、粗粮、大豆制品和种子类食物，禁酒及辛辣刺激之物。

2. 节制房事，禁忌性交中断。

3. 注意自我保健，积极治疗身体其他部位的感染，提高机体抗病力。

4. 适量运动，不宜久坐，办公室工作人员每隔1～2小时应站起来活动一会儿。

前列腺肥大

前列腺肥大也称良性前列腺增生，是精阜以上的前列腺部尿道周围腺体的增生，是老年男性的常见病和多发病。前列腺肥大是长期逐渐发展形成的，经临床验证，男性55岁以后均有不同程度的前列腺肥大。

特效部位：

志室穴：位于第2腰椎棘突下，旁开3寸处。刮拭该穴可强化肾功能，调节性激素分泌和内分泌系统，缓解前列腺充血状况。

症状表现

前列腺肥大的典型症状是会阴、腹股沟、睾丸部不适，腰痛、尿频、尿道口灼热刺痛并有分泌物。该病起病初期患者可出现尿急、尿痛、夜尿频多等现象，此后尿道变窄，排尿渐渐发生困难，尿线变细、分叉，尿末淋漓不尽，最后可发展为尿潴留、膀胱胀痛等症。

刮痧原理

现代医学认为，前列腺增生由内分泌紊乱所致，与性激素代谢异常有关。在中医里，代谢功能是以五脏为中心来论述的。该病属中医"癃闭"的范畴，肺失肃降、脾失转输、肾的气化功能失常都可导致癃闭。此外前列腺是肝经的循行处，肝气郁结，使瘀血败精阻塞尿道，也可引起癃闭。刮痧疗法可以调和脏腑，恢复人体全身代谢功能，从而有效改善该病。

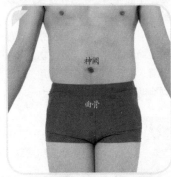

1 用边刮法刮拭腹部任脉，从神阙穴到曲骨穴。

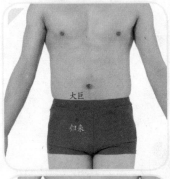

2 用边刮法刮拭腹部足阳明胃经，从大巨穴到归来穴。

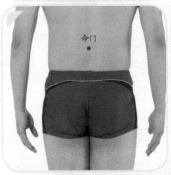

3 用边刮法刮拭背部督脉，重点刮拭命门穴。

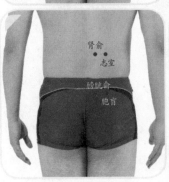

4 用角刮法刮拭背部膀胱经，从肾俞穴到膀胱俞穴，以及和两个穴位分别平行的志室穴和胞肓穴。

刮拭四肢

特效部位：

涌泉穴：位于足底部，在足前部凹陷处，第2、3趾趾缝纹头端与足跟连线的前1/3处。刮拭该穴能够改善全身血液循环，缓解前列腺所受压力，调节人体代谢系统，缓解前列腺肥大。

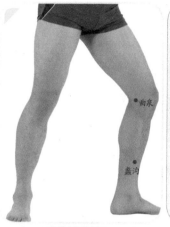

① 用边刮法刮拭足厥阴肝经，从曲泉穴到蠡沟穴。

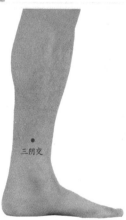

② 用角刮法刮拭双侧三阴交穴。

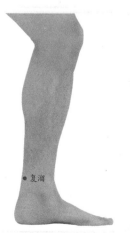

③ 用边刮法刮拭足少阴肾经，重点刮拭复溜穴、涌泉穴。

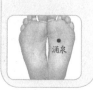

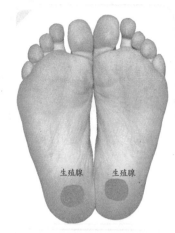

④ 用摩擦法刮拭足底生殖腺反射区，以感觉发热为宜。

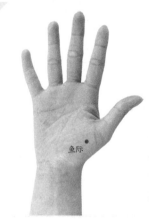

⑤ 用点压法按鱼际穴，以有酸胀感为宜。

调养建议

1. 注意防寒，寒冷往往会加重病情。同时要预防上呼吸道感染，以免加重病情。

2. 饮酒可使前列腺以及膀胱颈充血水肿而诱发尿潴留，所以不可过量饮酒。

3. 辛辣刺激性食品可使性器官充血，又会使痔疮、便秘症状加重，压迫前列腺。

4. 过度劳累耗伤中气，中气不足也易引起尿潴留。

5. 避免久坐，积极参加文体活动，保持愉快的心情，都有助于减轻症状。

6. 白天多喝水，以冲洗尿路。

妇科、儿科疾病

乳腺增生

乳腺增生是一种常见的乳房疾病，是由于内分泌激素失调导致的，多见于25～45岁的女性，据调查有70%～80%的女性都有不同程度的乳腺增生。一般来说，绝大多数乳腺增生在其绝经后就会不治而愈，但是少数乳腺增生症有可能发展为乳腺癌，因此对于该病的治疗和预防一定要认真对待。

症状表现 该病的症状主要以乳房周期性疼痛为特征。起初为乳房胀痛，其中乳房外上侧及中上部疼痛感更为明显，每月月经前疼痛加剧，行经后疼痛减退或消失，严重者经前经后均呈持续性疼痛。有时疼痛向腋部、肩背部、上肢等处放射。患者往往自述乳房内有肿块，而临床检查时却仅触及增厚的乳腺腺体。

刮痧原理 中医将该病称为"乳癖"，是由于郁怒伤肝、思虑伤脾、气滞血瘀、痰凝成核所致。刮痧疗法可以活血化瘀、舒肝理气，改善胸部血液循环，加速气血运行，调节内分泌系统，消除乳腺增生。

刮拭躯干

特效部位：

天宗穴：位于肩胛部，当冈下窝中央凹陷处。刮拭该穴具有消瘀散结、理气通络的功效，改善乳腺增生效果显著。

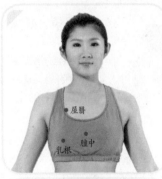
1 用角刮法刮拭膻中穴、乳根穴，然后用边刮法刮拭乳房上部，重点是屋翳穴。

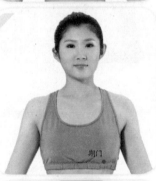
2 用摩擦法刮拭双侧期门穴。

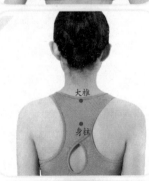
3 用边刮法刮拭背部督脉，从大椎穴到身柱穴。

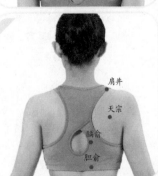
4 用角刮法刮拭背部膀胱经，从膈俞穴到胆俞穴，然后重点刮拭手太阳小肠经上的天宗穴及足少阳胆经上的肩井穴。

刮拭四肢

特效部位：

太冲穴：位于足背侧，当第1、2趾骨结合部之间凹陷处。太冲穴是肝经要穴，乳腺增生多由肝气郁结所致，刮拭此穴可以加速肝经的气血流通，配以行间穴效果更佳。

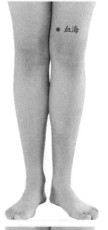

1 用边刮法刮拭血海穴。

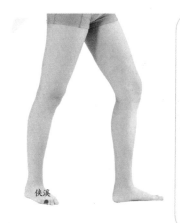

4 用角刮法刮拭双侧侠溪穴。

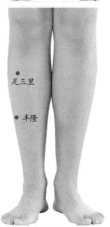

2 用边刮法刮拭足阳明胃经，从足三里穴到丰隆穴。

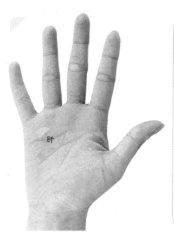

5 用按揉法按揉手部肝反射区，以局部发热为宜。

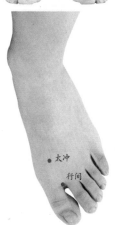

3 用角刮法刮拭足厥阴肝经，从太冲穴到行间穴。

调养建议

1. 避免人流，产妇多喂奶，能防患于未然。

2. 多运动，防止肥胖，提高免疫力。

3. 生活要有规律、劳逸结合，保持性生活和谐。

4. 合理饮食，防止肥胖，少吃油炸食品、动物脂肪、甜食及过多进补食品，要多吃蔬菜和水果类。

5. 禁止滥用避孕药及含雌激素美容用品，不吃用激素喂养的鸡、牛肉。

6. 过度紧张、忧虑、悲伤等不良情绪可造成神经衰弱，加重内分泌失调，促使病情加重，故应放松心情。心理承受能力差的人更应注意，少生气，保持情绪稳定，愉快的心情有利于乳腺增生的预防与康复。

月经不调

月经不调是指女性月经的周期、经期、经色、经质等发生异常并伴有其他症状的一种疾病，是妇科最常见的疾病之一。据统计，我国90%的女性都曾有月经不调的症状，但极少有人重视它。实际上，根据临床验证，月经不调会导致阴道炎、宫颈糜烂、子宫内膜炎、子宫肌瘤、卵巢囊肿等妇科疾病。

症状表现　该病主要表现为经期延长、月经提前或推后、月经先后不定期，月经过多、过少，经色不正常并伴有全身乏力、面色苍白、痛经、头昏、腰酸、怕冷喜暖等症状。

刮痧原理　中医认为该病根源在于脏气受损，肾肝脾气血失调，致使冲任二脉受损。刮痧疗法可以调理冲任，调和气血，加强肝脏疏泄功能、脾脏统血功能和肾脏温煦功能，调节人体中枢神经系统和内分泌系统，使得月经恢复正常。

刮拭躯干

特效部位：

石门穴：在下腹部，前正中线上，当脐中下2寸处。该穴是调理女性疾病的常用穴位，有温下焦、补元气、固精血、调理月经的功效，刮拭此穴可以清热去湿，对改善月经不调效果显著。

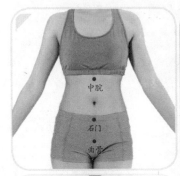
中脘　石门　曲骨

① 用边刮法刮拭腹部任脉，从中脘穴到曲骨穴，重点刮拭石门穴。

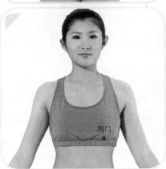
期门

② 用角刮法刮拭双侧期门穴。

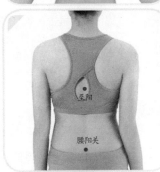
至阳　腰阳关

③ 用边刮法刮拭背部督脉，从至阳穴到腰阳关穴。

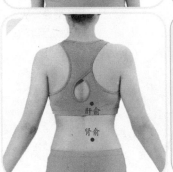
肝俞　肾俞

④ 用角刮法刮拭背部膀胱经，从肝俞穴到肾俞穴。

特效部位:

血海穴:在大腿内侧髌底内侧端上2寸处。该穴是女性身体中重要的保健穴位之一,具有调经统血、舒筋活络、清热凉血的功效。刮拭该穴能促进生殖器官的血液循环,改善微循环,具有一定的活血化瘀作用,可缓解月经不调引发的不良症状。

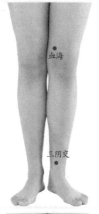

❶ 用边刮法刮拭足太阴脾经,从血海穴到三阴交穴。

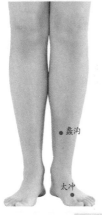

❷ 用边刮法刮拭足厥阴肝经,从蠡沟穴到太冲穴。

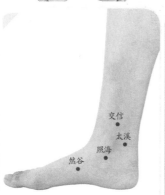

❸ 用边刮法刮拭足部足少阴肾经,重点刮拭交信穴、太溪穴、然谷穴、照海穴。

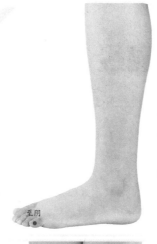

❹ 用点压法按压双侧至阴穴。

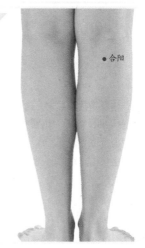

❺ 用角刮法刮拭双侧合阳穴。

 调养建议

1. 尽量使生活有规律。熬夜、过度劳累、生活不规律都会导致月经不调。
2. 防止受寒,一定要注意经期勿冒雨涉水,无论何时都要避免使小腹受寒。
3. 补充足够的铁质,以免发生缺铁性贫血。多吃乌骨鸡、羊肉、鱼子、青虾、对虾、猪羊肾脏、淡菜、黑豆、海参、核桃等滋补性的食物。
4. 注意个人卫生,保持外生殖器清洁,选择通透性好的内裤,且要勤洗勤换,另外注意月经期应禁止性生活。

痛经

　　痛经指女性经期前后或行经期间，下腹部痉挛性疼痛并伴有全身不适，日常生活受到严重影响的情况。痛经分原发性和继发性。月经初潮后即痛经者，一般属原发性，常见于未婚未孕妇女，妇科检查无明显器质性病变。初潮后一段时间内无痛经，后出现痛经，多发于盆腔器质性病变者，为继发性痛经。对于原发性痛经，刮痧可有效缓解不适症状。

症状表现

　　原发性痛经按程度可划分为3种：
　　轻度：经期及其前后小腹疼痛，腰部酸痛，无全身症状。
　　中度：经期及其前后小腹疼痛难忍，腰部酸痛，恶心呕吐，手脚冰凉，需使用止痛措施。
　　重度：经期及其前后小腹疼痛难忍，需卧床休息，腰部酸痛，面色苍白，冒冷汗，手脚冰凉，呕吐，腹泻，止痛措施无法明显缓解。

刮痧原理

　　中医认为，经血流通不畅、气滞血瘀是痛经发生的根本原因。刮痧疗法可以活血化瘀、温养胞宫、益气养血、促进全身血液循环，消除痛经症状。注意经期不能刮痧。

刮拭躯干　特效部位：

　　气海穴：位于脐下1.5寸处。刮拭该穴可以补肾虚、益元气，对自律神经的紊乱进行调整，安定精神，调经养血。

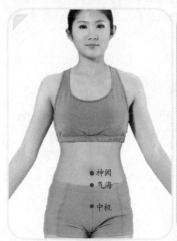

神阙
气海
中极

1　用边刮法刮拭腹部任脉，从神阙穴到中极穴，重点刮拭气海穴。

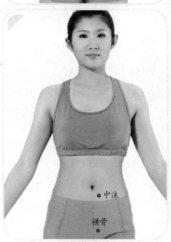

中注
横骨

2　用边刮法刮拭腹部足少阴肾经，从中注穴到横骨穴。

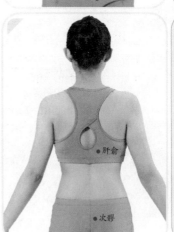

肝俞
次髎

3　用角刮法刮拭背部膀胱经，从肝俞穴到次髎穴。

刮拭四肢

特效部位：

　　阳池穴：在腕背横纹中，当指总伸肌腱的尺侧凹陷处。刺激该穴可迅速畅通血液循环，平衡激素分泌，暖和身体，进而消除发冷症，缓解痛经。

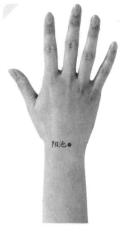

1
用点压法按压双侧阳池穴。

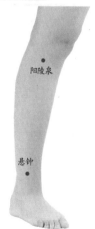

2
用边刮法刮拭足少阳胆经，从阳陵泉穴到悬钟穴。

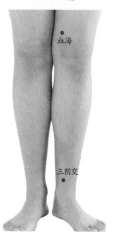

3
用边刮法刮拭足太阴脾经，从血海穴到三阴交穴。

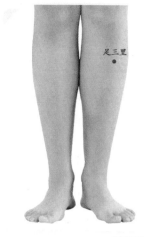

4
用角刮法刮拭双侧足三里穴。

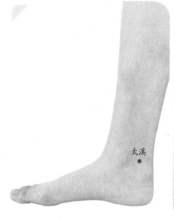

5
用摩擦法刮拭双侧太溪穴。

调养建议

1. 注意经期卫生，保持外阴清洁，经前期及经期少吃生冷和辛辣等刺激性强的食物，不要冷水淋浴和游泳。

2. 平时要加强体育锻炼，注意改善营养状况，并积极治疗慢性疾病。

3. 消除对月经的紧张、恐惧心理，解除思想顾虑，心情要愉快。可以适当参加劳动和运动，但要注意休息。

闭经

闭经是指女性年过18岁月经尚未来潮的情况，或者是指女性在建立正常月经周期后，停经3个月以上的情况，但是妊娠期、哺乳期暂时的停经，绝经期的绝经或有些少女初潮后，一段时间内有停经现象等，均属正常生理现象，不作闭经而论。闭经不仅影响生育能力，还会导致过早衰老。

症状表现

闭经的症状除了月经闭止之外，还会面色苍白或萎黄，心悸气短，神疲乏力；或消瘦，午后低热，失眠多梦，心烦易怒；抑或胸胁胀痛，精神抑郁，性情急躁；或者小腹冷痛，四肢不温；或身体肥胖，白带增多，胃纳不振等。

刮痧原理

中医认为，闭经分为虚实两类。虚者冲任不盈，血海空虚，无血可下；实者多气滞寒凝，经血不通，导致闭经。刮痧疗法可以理气活血、补肾通经，调节人体内分泌系统，调整血液循环系统，从而改善闭经。（注：刮痧疗法对先天性无子宫、无卵巢、无阴道或处女膜闭锁等器质性病变所致的闭经无效。）

刮拭躯干

特效部位：

石门穴：在下腹部，前正中线上，当脐下2寸处。刮拭该穴可以温下焦、补元气，具有调理月经的功效，对于改善因精神因素引起的闭经效果较好。

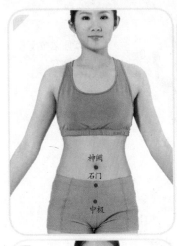

神阙
石门
中极

① 用边刮法刮拭腹部任脉，从神阙穴经石门穴到中极穴。

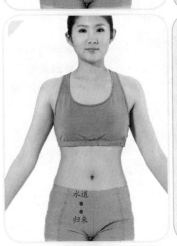

水道
归来

② 用角刮法从水道穴刮拭到归来穴。

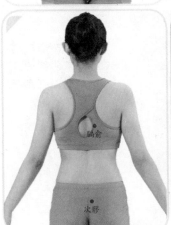

膈俞

次髎

③ 用角刮法刮拭背部膀胱经，从膈俞穴到次髎穴。

特效部位：

血海穴：在大腿内侧髌底内侧端上2寸处。刮拭此穴可促进卵泡发育成熟及排卵，并可调节体内雌激素和孕激素水平，使子宫功能、月经周期恢复正常。

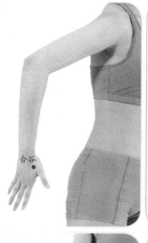

❶ 用按揉法按揉双侧合谷穴。

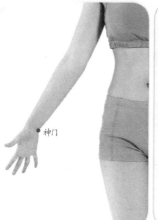

❷ 用摩擦法刮拭双侧神门穴。

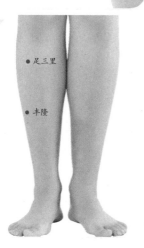

❸ 用边刮法刮拭足阳明胃经，从足三里穴到丰隆穴。

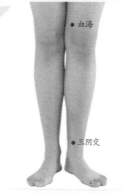

❹ 用边刮法刮拭足太阴脾经，从血海穴到三阴交穴。

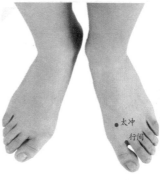

❺ 用边刮法刮拭足厥阴肝经，从太冲穴到行间穴。

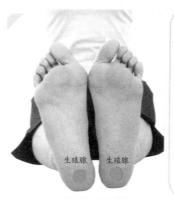

❻ 用按揉法按揉足跟部生殖腺反射区，要求力度较大。

 调养建议

1. 积极治疗月经后期、月经量少等疾病，以免病情进一步发展，导致闭经。
2. 保持心情舒畅，避免过度精神紧张，减少精神刺激。
3. 调节饮食，注意蛋白质等营养物质的摄入，避免过分节食或减肥，造成营养不良引发本病。
4. 注意经期及产褥期保健，勿冒雨、涉水、过劳等。

白带异常

　　白带是从妇女阴道里流出来的一种白色液体，不仅可以抑制阴道内细菌增长，还在性交中起到润滑剂的作用。正常白带呈白色、絮状、高度黏稠，不黏附于阴道壁，多沉积于后穹窿部，无腥臭味，而白带异常是指白带的量、质、色、味出现异常，是女性内生殖器官疾病的信号，一旦出现需要引起足够重视。

症状表现

　　若患者白带量多，伴有腰酸乏力，多因应用雌激素药物或体质虚弱所致；若白带为黄色或黄绿色，有腥臭味，是由于滴虫性阴道炎、慢性宫颈炎、老年性阴道炎、子宫内膜炎、宫腔积液、阴道异物等化脓性细菌感染所引起；若白带呈豆腐渣状，并伴有外阴瘙痒，是霉菌性阴道炎所致；若白带中混有多少不等的血液，并伴有头晕等症状，多由宫颈息肉、老年性阴道炎、重度慢性宫颈炎、宫颈癌、宫体癌或宫内节育器副反应等因素引起。

刮痧原理

　　该病在中医上又叫"带下病"，多是由于脾肾两虚、湿毒蕴结造成的。刮痧疗法能够温肾健脾，升阳除湿，最终达到化瘀排毒的目的，调理并改善该病。

刮拭躯干

特效部位：

　　带脉穴：在侧腹部，当第11肋骨游离端下方垂线与脐水平线的交点上，肝经章门穴下1.8寸处。该穴位于带脉（为奇经八脉之一，穴脉同名）上，带脉主司妇女带下，因此该穴主治妇女经带疾患，配合白环俞穴、阴陵泉穴、三阴交穴，可以健脾除湿，有效改善白带异常。

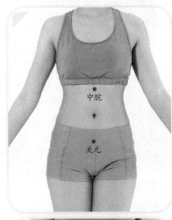

1 用边刮法刮拭腹部任脉，从中脘穴到关元穴。

中脘
关元

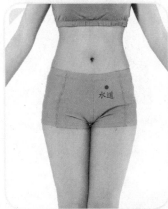

2 用角刮法刮拭双侧水道穴。

水道

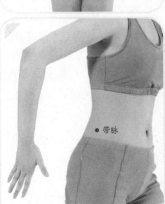

3 用角刮法刮拭双侧带脉穴。

● 带脉

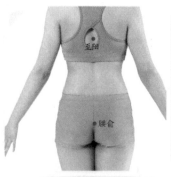

4
用边刮法刮拭背部督脉，从至阳穴到腰俞穴。

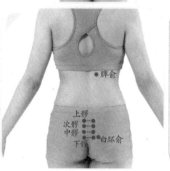

5
用角刮法刮拭背部膀胱经，从脾俞穴到白环俞穴，然后刮拭八髎穴。

刮拭四肢

特效部位：
合阳穴：位于人体的小腿后面，当委中穴与承山穴的连线上，委中穴下2寸处。该穴具有疏经祛风、补肾调经的功效，对改善白带异常效果显著。

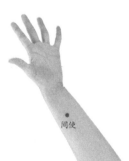

1
用点压法按压双侧间使穴。

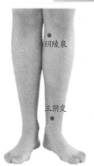

2
用边刮法刮拭足太阴脾经，从阴陵泉穴到三阴交穴。

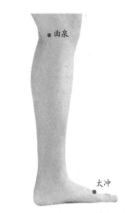

3
用边刮法刮拭足厥阴肝经，从曲泉穴到太冲穴。

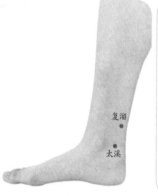

4
用边刮法刮拭足少阴肾经，从复溜穴到太溪穴。

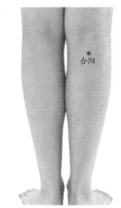

5
用点压法按压双侧合阳穴。

调养建议

1. 勿穿紧身衣裤，宜穿棉质内裤，勿引起局部湿热。内裤单独洗并晒太阳或消毒。
2. 尽量节制房事，如进行房事要求男方必须戴保险套。
3. 忌生冷、刺激性、酸性食物，不要游泳和涉水，以免下腹部受冷。

慢性盆腔炎

慢性盆腔炎是指女性内生殖器官和周围结缔组织以及盆腔腹膜发炎的慢性炎症，多因分娩、流产后消毒不净或经期不注意卫生所致，是妇科的常见病、难治病。炎症可局限在一个部位，也可波及几个部位。该病会导致女性不孕、宫外孕，且发病比较隐蔽，经常给女性患者带来意想不到的困扰。

症状表现　该病主要症状为长期、持续性、程度不同的下腹疼痛或腰酸痛，疼痛常在月经期加重。此外，患者还可能出现月经失调、白带增多、尿急、尿频、排尿困难、食欲不佳、发热、头痛等症状，且小腹两侧可有条索状肿物硬结，并伴有不孕症。在劳累、性交后、排便时及月经前后症状加重。

刮痧原理　中医认为本病多由情绪不畅、劳倦内伤以及外感邪毒，使气血淤滞、湿热蕴结所致。刮痧疗法能够清热利湿、活血化瘀、促进气血运行，缓解炎症症状。

刮拭躯干　特效部位：

子宫穴：在下腹部，当脐中下4寸，中极穴旁开3寸处。该穴是经外奇穴，具有调经理气、升提下陷的功效，刮拭该穴可促进子宫、盆腔的血液循环。

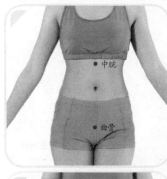
● 中脘
● 曲骨

❶ 用边刮法刮拭腹部任脉，从中脘穴到曲骨穴。

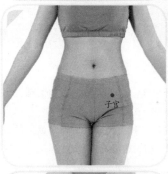
子宫

❷ 用按揉法按揉双侧子宫穴。

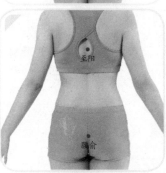
至阳
腰俞

❸ 用边刮法刮拭背部督脉，从至阳穴到腰俞穴。

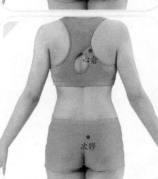
心俞
次髎

❹ 用角刮法刮拭背部膀胱经，从心俞穴到次髎穴。

刮拭四肢

特效部位：

三阴交穴：在小腿内侧，当足内踝尖上3寸处，胫骨内侧缘后方。三阴交穴是人体下肢的大穴，是妇科著名的调血和气之穴。刺激此穴有助于改善女性肾脏功能，消除机体炎症，改善慢性盆腔炎等妇科疾病。

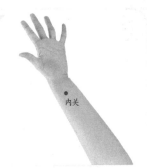

1 用点压法按压双侧内关穴。

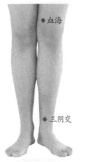

2 用边刮法刮拭足太阴脾经，从血海穴到三阴交穴。

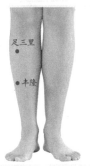

3 用边刮法刮拭足阳明胃经，从足三里穴到丰隆穴。

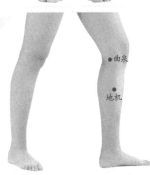

4 用边刮法从曲泉穴刮拭到地机穴。

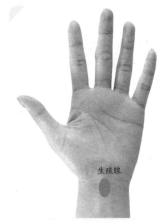

5 用按揉法按揉手掌生殖腺反射区。

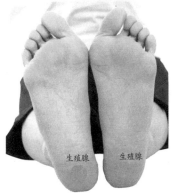

6 用角刮法刮拭足跟生殖腺反射区。

调养建议

1. 保持会阴部清洁、干燥，每晚用清水清洗外阴，专人专盆，切不可用手掏洗阴道内，也不可用热水、肥皂等洗外阴。要勤换内裤，不穿紧身、化纤质地内裤。

2. 月经期、人流以及其他妇科手术后，一定要禁止游泳、盆浴、洗桑拿浴，要勤换卫生巾。

3. 注意休息，不要过度劳累，做到劳逸结合，节制房事，以避免症状加重。

4. 要注意保暖，保持身体的干燥，出汗后及时更换衣裤，避免吹空调或直吹对流风。

5. 注意饮食调理，加强营养。发热期间宜食清淡易消化的食物，忌食煎烤油腻、辛辣之物。

子宫脱垂

子宫从正常位置沿阴道下降，宫颈外口达坐骨棘水平以下，甚至子宫全部脱出于阴道口以外，称为子宫脱垂。该病是由于分娩时损伤、卵巢功能下降、先天性发育异常、营养缺乏、腹腔内压力增加等造成的。该病发现后要尽早治疗，否则发展为重度脱垂时患者走路都会出现困难，对生活造成严重影响。

症状表现

子宫脱垂的症状视脱垂程度不同而不同，轻度脱垂者可无症状或症状很轻，而随着病情的加重，症状也会越来越明显。患者下腹、阴道、外阴部有坠胀感，久站走路时加剧，平卧休息时减轻；脱垂的子宫、阴道壁等因摩擦形成感染、溃疡、分泌物增加，甚至有时带血；患者还可能出现排尿困难、尿潴留，久之引起泌尿系感染，从而导致尿疼、尿频、尿急、尿失禁；患者月经量多，频发。

刮痧原理

中医上将该病称为"阴挺"。中气不足、肾气亏虚、带脉失约，导致子宫脱垂。刮痧疗法通过刮拭人体特定部位，可以益气固脱，达到改善子宫脱垂的目的。

刮拭头部

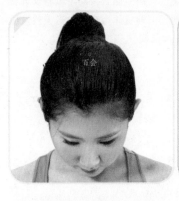

用边刮法刮拭头部百会穴。

刮拭躯干

特效部位：

提托穴：在下腹部，脐下3寸，旁开4寸处。本穴是具有升提、托起下垂内脏功能的经外奇穴，刮拭该穴对改善子宫脱垂有奇效。

子宫穴：在下腹部，当脐中下4寸，中极穴旁开3寸处。该穴同样是经外奇穴，具有调经理气、升提下陷的功效，对于改善子宫下垂具有很强的针对性。

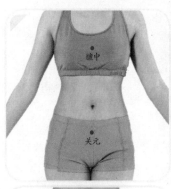

❶ 用边刮法刮拭胸腹部任脉，从膻中穴到关元穴。

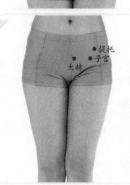

❷ 用边刮法从维道穴向内下，经提托穴、子宫穴一直刮至大赫穴。

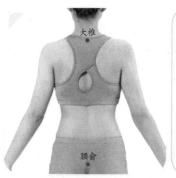

3 用边刮法刮拭背部督脉，从大椎穴到腰俞穴。

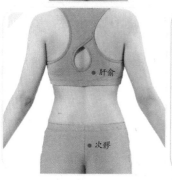

4 用角刮法刮拭背部膀胱经，从肝俞穴到次髎穴。

刮拭四肢 特效部位：

蠡沟穴：小腿内侧，当足内踝尖上5寸处，胫骨内侧面的中央。刮拭该穴有温阳举陷升提的作用，对改善子宫脱垂有奇效。

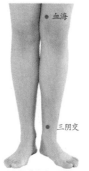

1 用边刮法刮拭足太阴脾经，从血海穴到三阴交穴。

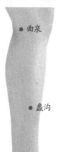

2 用边刮法刮拭足厥阴肝经，从曲泉穴到蠡沟穴。

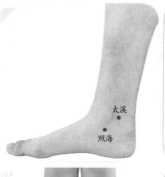

3 用边刮法刮拭足少阴肾经，从太溪穴到照海穴。

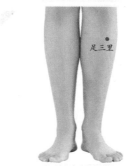

4 用角刮法刮拭双侧足三里穴。

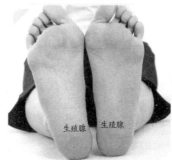

5 用角刮法刮拭足底生殖腺反射区。

调养建议

1. 避免重体力劳动，避免抬扛、下蹲、跳跃动作。

2. 积极治疗慢性咳嗽、便秘等伴随症，以免用力时增加腹内压使子宫向下脱垂，影响疗效。

3. 加强孕期保健，定期做产前检查，纠正贫血，及时发现并纠正异常胎位，预防发生滞产、难产。妊娠期也应避免不适当的体力劳动。

4. 搞好产后保健，产后未满百日不宜参加较重体力劳动，另外哺乳期不宜超过一年半。

5. 做好避孕和计划生育工作，避免早婚、早产和多孕。

小儿疳积

　　小儿疳积是儿童常见病。随着人们生活水平的提高，且现今独生子女居多，很多家长生怕孩子吃不饱，就像填鸭一样喂哺饮食尚不能自节的婴幼儿，而婴幼儿的脏腑娇嫩，机体的生理功能未成熟完善，吃得太多就会损伤脾胃，出现消化功能紊乱，产生疳积之症。

症状表现

　　该病主要症状为厌食、偏食、挑食。患儿面色萎黄、大便干结，有的患儿还有吃异物的习惯，如咬手指或指甲等。此外，患儿还可能出现生长缓慢、疲乏无力、肌肉松弛、毛发干枯等症状，重者智力发育也可受影响。

刮痧原理

　　中医认为该病主要是乳食不节或过食生冷，从而损伤脾胃，使脾的运化功能失常，加之儿童的脾胃功能本来较弱，导致积聚滞留于胃部，形成小儿疳积。刮痧疗法可健运脾胃，恢复脾的运化功能，达到去积消食的目的。

刮拭躯干

特效部位：

　　中脘穴：位于前正中线上，脐上4寸处。刮拭该穴能行气活血、清热化痰、健脾和胃，可预防和改善小儿疳积。

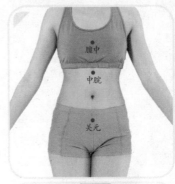

❶ 用边刮法刮拭腹部任脉，从膻中穴到关元穴，重点刮拭中脘穴。

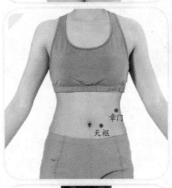

❷ 用角刮法刮拭双侧天枢穴、章门穴。

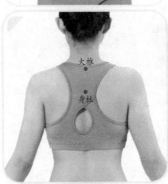

❸ 用边刮法刮拭背部督脉，从大椎穴到身柱穴。

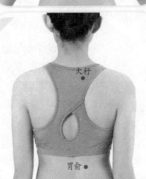

❹ 用角刮法刮拭背部膀胱经，从大杼穴到胃俞穴。

刮拭四肢

特效部位：

四缝穴：在第二至五指掌侧，近端指关节的中央，一侧四穴，共八穴。该穴具有消食导滞、祛痰化积的功效，是改善小儿疳积的经外奇穴。

足三里穴：小腿前外侧面的上部，距离胫骨前缘1寸。刮拭该穴可以行气活血、清热化痰、健脾和胃，增强机体的消化功能，使儿童食欲大增，有利于小儿疳积的改善。

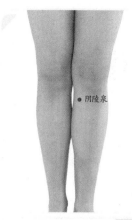

④ 用角刮法刮拭双侧阴陵泉穴。

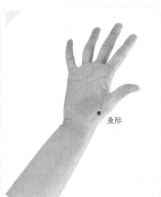

❶ 用角刮法刮拭双侧鱼际穴。

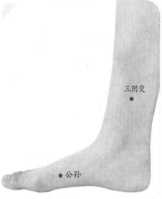

❺ 用边刮法刮拭足太阴脾经，从三阴交穴到公孙穴。

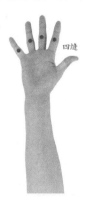

❷ 用点压法按压四缝穴。

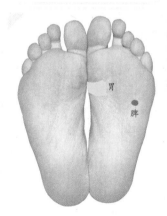

❻ 用摩擦法刮拭足底脾、胃反射区，以皮肤透热为宜。

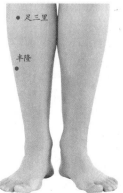

❸ 用边刮法刮拭足阳明胃经，从足三里穴到丰隆穴。

调养建议

1. 注意调养：在喂养方面，应注意遵循先稀后干、先素后荤、先少后多、先软后硬的原则，同时要注意营养搭配。

2. 必要时应中西医结合治疗，特别是对原发病、消耗性疾病的治疗。

小儿腹泻

腹泻本是一种常见病，对于婴幼儿来说，他们消化系统发育尚不完全，各种消化酶的分泌较少，活力较低，且婴幼儿生长发育快，所需营养物质相对较多，消化道负担较重，经常处于紧张状态，易于发生消化功能紊乱。此外，婴幼儿胃内酸度比成人低，抗菌能力差，易患肠道感染。因此，婴幼儿腹泻出现得更加频繁，不仅影响婴幼儿的生长和发育，严重的还会使患儿产生脱水、酸中毒等症状，甚至危及生命。

症状表现　　该病起病急，呕吐现象先于腹泻，持续2~3天，伴有发热及感冒症状，随后的1~2天便开始出现腹泻。大便具有量多、水多、次数多的特点，每日可有5~20次不等。重症者可合并有中毒性脑炎、心肌炎、直肠出血和肠套叠等并发症。

刮痧原理　　中医认为，该病的主要诱因有三：外感风邪、内伤乳食和脾胃虚弱。刮痧疗法一方面可发散风寒，另一方面可强健脾胃、去积消食，从而有效改善小儿腹泻。

刮拭躯干　　特效部位：
水分穴：在上腹部，前正中线上，当脐中上1寸处。水分穴是水液入膀胱、渣滓入大肠之分别清浊的场所，刮拭该穴有调和气血、健运脾胃的作用，改善小儿腹泻效果显著。

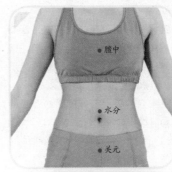

1　用边刮法刮拭腹部任脉，从膻中穴到关元穴，重点刮拭水分穴。

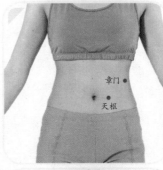

2　用角刮法刮拭双侧天枢穴、章门穴。

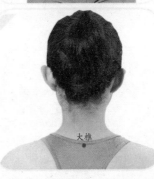

3　用摩擦法刮拭大椎穴。

刮拭四肢　　特效部位：
曲池穴：在肘横纹外侧端，屈肘，当尺泽与肱骨外上髁连线中点。刮拭该穴能够活跃大肠功能，改善小儿腹泻，使机体的消化功能恢复正常。

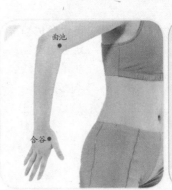

用边刮法刮拭手阳明大肠经，从曲池穴到合谷穴，然后用按揉法按揉合谷穴。

PART

第 ④ 章

刮痧与美容塑形

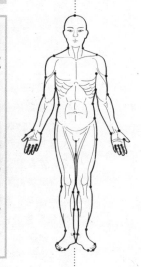

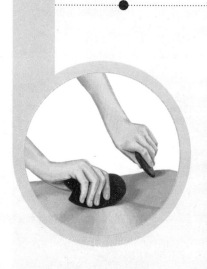

爱美之心人皆有之，如何拥有和保持净白水嫩的肌肤、匀称健美的身材，是女性之间永远探讨不完的话题。用化妆品美容只能治标，而且容易产生过敏，况且化妆品本身的质量也无法让人完全放心；去健身房锻炼又太过辛苦……多数女性每日辛苦的工作，已没有多余的精力和体力去呵护自己的美丽，这成了她们的烦恼。

随着对刮痧疗法的深入研究，刮痧美容、塑形已经悄然成为女性美容塑形的一种新选择，并日渐风靡。刮痧疗法可以充分发挥调理气血和腑脏的专长，不仅能够扫除各种皮肤问题位于腑脏内的根基，还可以调理全身气血，让营养物质得以滋润每一寸肌肤，使健康之美由内而外自然绽放。

美丽之路，始于手中。现在请您拿起刮板，在追求美的道路上与我们结伴而行。

美容美发

面部皱纹

皱纹是女性的天敌，现代生活中，严重的空气污染、过重的工作压力，以及吸烟、酗酒等不良生活习惯和各种疾病，都在加速皮肤的老化，使皱纹提早出现。调查表明，我国70%以上的女性都在为自己脸部过早出现皱纹而担忧。当然，任何人也无法阻止岁月的流逝，皱纹出现对每个人来说都是迟早的问题，但我们要知道，皱纹是可以缓解的，其出现的时间也是可以延迟的。

刮痧原理

皱纹的形成，除了正常的机体老化外，贫血、肝功能低下、肾功能衰退等各种病症，以及体弱、营养不良、饮食偏爱等都是产生皱纹的重要因素。我们虽然无力扭转皮肤的老化进程，但是通过刺激特定的经络、穴位和反射区，可改善导致皱纹的病变，疏通体内循环，扫除体内垃圾，促进皮肤新陈代谢，使皮肤充满活力和弹性，从而延缓皮肤衰老的速度，甚至修复细小皱纹。

刮拭头部

特效部位：

承浆穴：位于人体的面部，当颏唇沟的正中凹陷处。此穴有控制人体激素分泌的作用，经常刺激可保持肌肤张力，减轻皮肤皱纹。

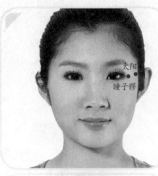

❶ 用摩擦法刮拭双侧瞳子髎穴、太阳穴。

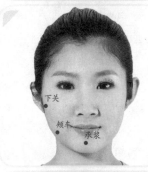

❷ 用平抹法从承浆穴向上刮至下关穴，然后用按揉法按揉颊车穴。

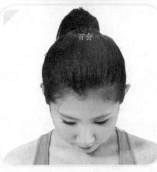

❸ 用边刮法从百会穴出发，按顺序刮拭头顶部和后头部。

美容TIPS

1. 避免长时间在太阳下暴晒。
2. 保证充足睡眠，尽量晚上11点之前入睡。因为23：00至次日凌晨1：00为皮肤的自动修复时间，睡眠可让你的肌肉完全放松，增加皮肤修复的效率。
3. 洗脸水不宜太热，和人的体温相当即可。水温太高，皮肤的皮脂和水分就会被热气所吸收，加重皮肤干燥，时间一久容易产生皱纹。
4. 远离烟酒，但是每日可以饮少量啤酒（一杯就可以）。啤酒酒精含量少，所含的鞣酸、苦味酸有刺激食欲、帮助消化及清热的作用。

刮拭躯干

刮拭四肢

特效部位：

三阴交穴：位于小腿内侧，当足内踝尖上3寸处，胫骨内侧缘后方。该穴是足三阴经交汇之处。刮拭该穴可调补肝肾，健脾和胃，益气养血，使机体代谢功能旺盛，从而延缓衰老，推迟皮肤老化。

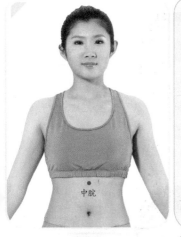

❶ 用角刮法刮拭中脘穴。

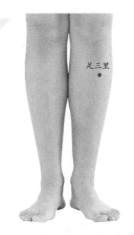

❶ 用角刮法刮拭双侧足三里穴。

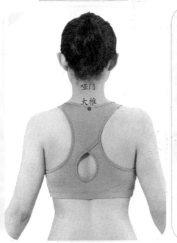

❷ 用边刮法刮拭督脉的颈椎部分，从哑门穴到大椎穴。

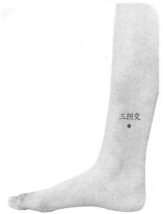

❷ 用角刮法刮拭双侧三阴交穴。

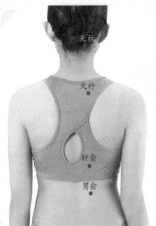

❸ 刮拭膀胱经，先用边刮法刮拭颈肩部（天柱穴到大杼穴），然后用角刮法刮拭背部（肝俞穴到胃俞穴）。

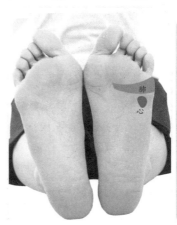

❸ 用按揉法按揉足底心、肺反射区，刮至皮肤有微热感即可。

面色晦暗

现代社会，人们每日面对电脑，在长期的电脑辐射下，脸部皮肤难免会变得晦暗无光。而巨大的工作压力和吸烟、饮酒等不良的生活习惯也会造成血管收缩，血液循环不畅，使肌肤长期处于缺氧状态，这样脸色自然就会黯淡下来。化妆品只能遮瑕，无法从根本上改变肤色，想要拥有好肤色，还得从调理人体内部开始。

 刮痧原理

中医上讲，"脸色是五脏之镜"。女性脸色晦暗无光，是由于胃腹寒凉、脾肾虚衰、气血不足、血液循环不畅、体内毒素淤积所致。刮痧疗法有助于改善内脏的异常现象，排出体内毒素，加速脸部肌肤老化角质的代谢，提高皮肤温度，活跃皮肤的血管和神经，加大血液的流速和流量，给皮肤补充养分，使肌肤恢复光泽和弹性。

 美容TIPS

1. 女性的体质比较特殊，因此在平时饮食中，可适当多增加些富含蛋白质、铁、铜、叶酸和维生素B$_{12}$等"造血原料"的食物，如动物肝脏、鱼、虾、贝类、牛奶及水果等，可有效帮助人体改善造血功能。
2. 面色晦暗的女性应戒烟、少饮酒、饮淡茶。

 刮拭头部 特效部位：

太阳穴：眉梢与外眼角之间，向后移1寸凹陷处。刮拭该穴可改善淋巴循环不良的状况，加速身体毒素的排出，改善脸部及身体浮肿，提升肤色。

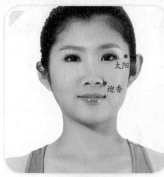
① 用点压法按压双侧太阳穴、迎香穴。

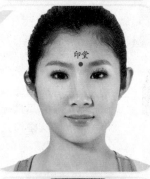
② 用角刮法刮拭印堂穴。

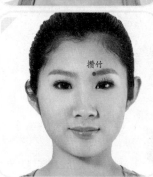
③ 用摩擦法刮拭双侧攒竹穴。

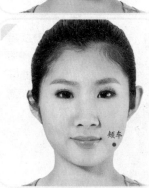
④ 用角刮法刮拭双侧颊车穴。

刮拭躯干

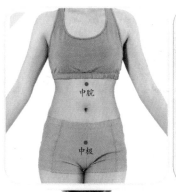
中脘
中极

用边刮法刮拭腹部任脉，从中脘穴到中极穴。

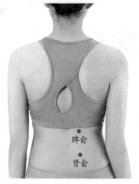
脾俞
肾俞

用角刮法刮拭背部膀胱经，从脾俞穴到肾俞穴。

刮拭四肢

特效部位：

　　曲池穴：在肘横纹外侧端，屈肘，当尺泽与肱骨外上髁连线中点。该穴有显著的排毒功效，刮拭该穴可将肺内与皮肤上的病邪迅速转送到大肠，并排出体外，改善女性气血不顺，从而改善气色和肤色。

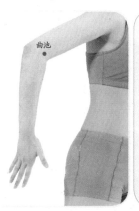
曲池

用角刮法刮拭双侧曲池穴。

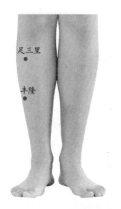
足三里
丰隆

用边刮法刮拭足阳明胃经，从足三里穴到丰隆穴。

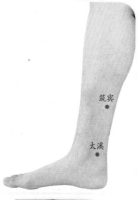
筑宾
太溪

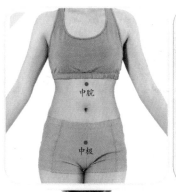
用角刮法刮拭足少阴肾经，从筑宾穴到太溪穴。

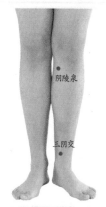
阴陵泉
三阴交

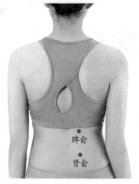
用边刮法刮拭足太阴脾经，从阴陵泉穴到三阴交穴。

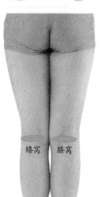
膝窝　膝窝

用拍打法拍打双腿膝窝。

黄褐斑

　　黄褐斑是发生在颜面的色素沉着斑，它不仅是肌肤上的瑕疵，更是身体健康出现状况的信号，身体健康的人，即使在年老后也不容易出现黄褐斑。因此，当您的脸上出现黄褐斑时一定要给予足够的重视，积极治疗，早日脱离上"斑"一族的队伍。

刮痧原理　　中医称本病为"面上杂病""黧黑斑""面尘""蝴蝶斑"等，认为人体经脉不通，导致气滞不畅，血液不能到达皮肤表面营养肌肤，而皮肤中的黑色素也不能随着人体的正常新陈代谢排出去，长此以往就形成了黄褐斑。刮痧疗法可以调节脏腑，平衡人体阴阳，行气活血，促进新陈代谢，加速体内废物的排出，有效改善黄褐斑。

美容TIPS　1. 注意防晒和防止各种电离辐射。
2. 要增强营养，多吃新鲜蔬菜、水果，有抑制色素合成的作用，少吃刺激性食物。
3. 注意调节情志，保持愉快的心情，保证充足的睡眠，避免过多忧虑。

刮拭头部　特效部位：

　　阿是穴：就是脸部出斑部位。生斑的地方往往血液循环不好，刮拭这些部位有助于促进该部位血液循环，淡化、消除斑点。

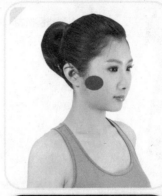

❶ 用平抹法重点刮拭阿是穴。

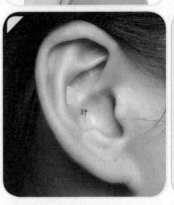

肝

❷ 用平抹法刮拭耳部肝反射区。

刮拭躯干

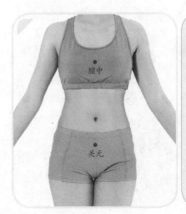

膻中

关元

❶ 用边刮法刮拭腹部任脉，从膻中穴到关元穴。

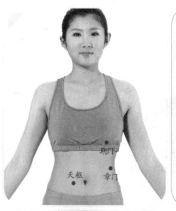

❷ 用点压法按压章门穴、期门穴、天枢穴。

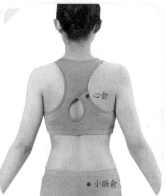

❸ 用角刮法刮拭背部膀胱经，从心俞穴到小肠俞穴。

刮拭四肢

特效部位：

三阴交穴：在小腿内侧，当足内踝尖上3寸处，胫骨内侧缘后方。该穴不但与肝、肾密切相关，还可改善和调节内分泌，历来是祛除色斑、美白肌肤的重要穴位。

足三里穴：位于膝眼下3寸，距离胫骨前嵴外1寸处。刮拭该穴可使脸部发热，皮肤充血，促进色素变化，使色斑淡化变浅。

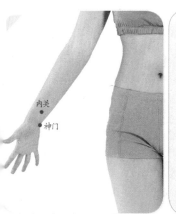

❶ 用点压法按压双侧内关穴、神门穴。

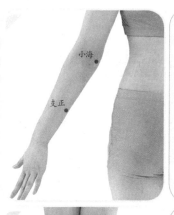

❷ 用边刮法刮拭手太阳小肠经，从小海穴到支正穴。

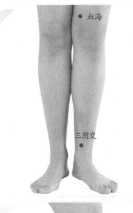

❸ 用边刮法刮拭足太阴脾经，从血海穴到三阴交穴，重点刮拭三阴交穴。

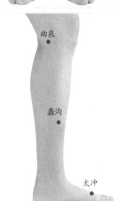

❹ 用边刮法刮拭足厥阴肝经，从曲泉穴到蠡沟穴，然后用按揉法按揉太冲穴。

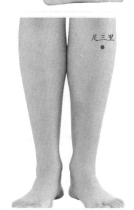

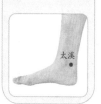

❺ 用角刮法刮拭双侧足三里穴、太溪穴。

雀斑

雀斑多为针尖至芝麻大小的褐色斑点，最常见于人的鼻面部等容易日晒之处，数目不定，孤立散落或密集成群，一般无自觉症状，冬日颜色较淡，夏日日晒后数目增多，颜色加深。雀斑以女性多见，而雀斑较多的人色素痣的发生率通常也比较高，因此如何有效地祛除雀斑一直是女性关心的话题。

刮痧原理

中医认为，肾经、肺经经气虚衰，风邪侵袭皮肤腠理，肌肤失养，则会形成雀斑。刮痧疗法通过刮拭特定的经络和穴位，可滋养肝肾、祛风散火，同时促进血液循环，活化细胞，加速黑色素的分解，从而养颜消斑。

美容TIPS

1. 慎用各种有创伤性的治疗和速效祛斑霜。
2. 注意饮食的搭配，含高感光物质的蔬菜，如芹菜、胡萝卜、香菜等，最好在晚餐食用，食用后不宜在强光下活动，以避免黑色素的沉着。
3. 热刺激是黑色素生成的主要原因。夏日外出打太阳伞、戴遮阳帽，做完饭后清洗面部和手臂，尤其需要注意清洗被热油溅到的部位，去美容院蒸熏面部时间不宜过长。

刮拭头部

特效部位：

阿是穴：即雀斑分布较多的部位，刮拭此穴可改善局部肌肤微循环，加速黑色素分解，淡化色斑。

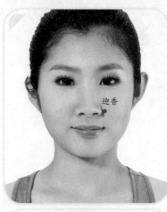

1 用点压法按压双侧迎香穴。

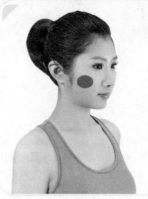

2 重点刮拭阿是穴，即雀斑分布较多的部位，用按揉法刮至皮肤微微发热即可。

刮拭躯干

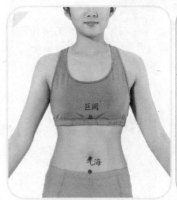

1 用边刮法刮拭腹部任脉，从巨阙穴到气海穴。

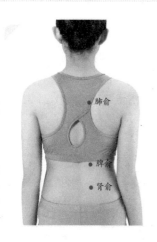

2 用角刮法刮拭背部膀胱经，从肺俞穴到肾俞穴，重点刮拭肺俞穴、脾俞穴、肾俞穴。

刮拭四肢

特效部位：

曲池穴：在肘横纹外侧端，屈肘，当尺泽与肱骨外上髁连线中点。该穴有疏风、清热、泻火之效，刮拭该穴可以散去体内风邪，同时还可增强肺经活力。"肺主皮毛"，肺经循行通畅，皮肤问题自然消除。

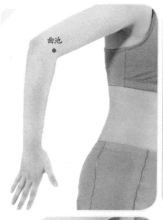

1 用角刮法刮拭曲池穴。

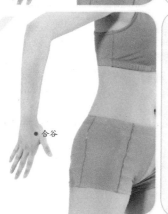

2 用按揉法按揉合谷穴。

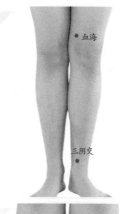

3 用边刮法刮拭足太阴脾经，从血海穴到三阴交穴。

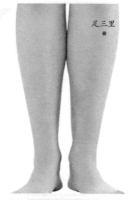

4 用角刮法刮拭足三里穴。

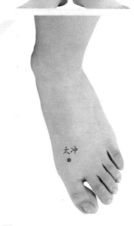

5 用按揉法按揉双侧太冲穴。

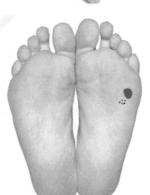

6 用摩擦法刮拭足底心反射区。

痤疮

痤疮俗称"青春痘""粉刺"，是因毛囊或皮脂腺阻塞、发炎而引发的一种皮肤病，常见于15~18岁的青年男女。发病部位以颜面居多，也可见于胸背部及肩胛等处。各年龄段的人都有可能生长青春痘。调查显示，我国85%的青少年在不同程度上受到青春痘的困扰，约20%的女性和3%的男性一直到40多岁还在致力于消除青春痘。青春痘不仅有损人的外形，对心理和生理的影响也不容小觑。

刮痧原理

青春痘主要是由于内分泌失调，体内雄性激素过多，促使皮脂分泌增多所致。中医认为，常出现青春痘的面鼻及胸背部属肺，肺经风热阻于肌肤是导致青春痘的主要原因。而喜好吃肥甘、油腻、辛辣的食物，使脾胃蕴热，湿热内生，也是形成青春痘的重要原因。刮痧疗法可以宣肺、散风、清热解毒，不但可消除皮肤表面的炎症现象，还可平衡雄性激素的分泌、抑制皮脂的过度分泌，有效消除青春痘。

美容TIPS

1. 青春痘患者应少吃辛辣、油腻和含糖量高的食物，不喝浓茶、浓咖啡。
2. 不要用手随意挤压青春痘，以免形成难以消除的痘坑和痘印。
3. 多吃富含维生素C、维生素E以及各种B族维生素的食物。
4. 注意休息，保证睡眠。
5. 锻炼皮肤，用冷水、温水交替洗脸。每日早晚各1次。冷水温度一般以15℃左右为宜，热水温度一般以45℃为宜。

 刮拭躯干

特效部位：

天枢穴：位于人体中腹部，脐中旁开2寸处。刮拭该穴有助于调节面部肌肉的收缩和舒张，促进面部色斑的吸收、痤疮创面的愈合和痘印的消退，起到祛除青春痘、养颜美容的作用。

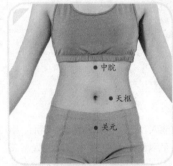

① 用边刮法刮拭腹部任脉，从中脘穴到关元穴，然后重点刮拭双侧天枢穴。

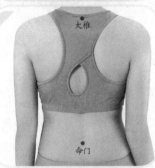

② 用边刮法刮拭背部督脉，从大椎穴到命门穴。

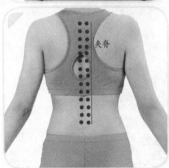

③ 用角刮法刮拭大椎穴至命门穴平行的双侧夹脊穴。

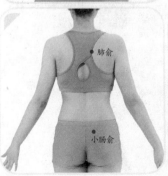

④ 用角刮法刮拭背部膀胱经，从肺俞穴到小肠俞穴。

刮拭四肢

特效部位：

曲池穴：屈肘成直角，在肘横纹外侧端与肱骨外上髁连线中点处。该穴是手阳明大肠经上的要穴，具有显著的排毒功效。适当刺激曲池穴，可促进血液循环，促进血液中的毒素排出体外，从而达到祛除脸部青春痘的目的。

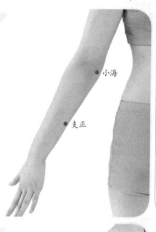

① 用边刮法刮拭手太阳小肠经，从小海穴到支正穴。

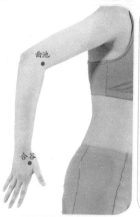

② 用边刮法刮拭手阳明大肠经，从曲池穴到合谷穴。

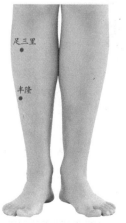

③ 用边刮法刮拭足阳明胃经，从足三里穴到丰隆穴，重点刮拭丰隆穴。

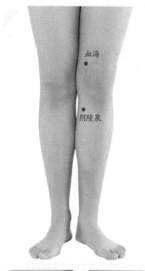

④ 用边刮法刮拭足太阴脾经，从血海穴到阴陵泉穴。

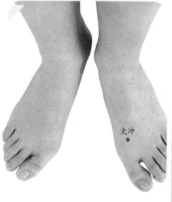

⑤ 用按揉法按揉双侧太冲穴。

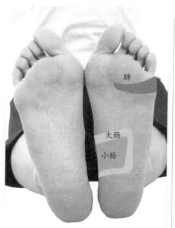

⑥ 全面刮拭足底，重点用按揉法按揉大肠（包括结肠和直肠）、小肠、肺反射区，以皮肤发热为宜。

皮肤松弛

人们常常用"吹弹可破"来形容女性肌肤的水嫩，并用弹性作为衡量肌肤健康的重要标准。一般25岁以前，每位女性的皮肤都是紧致而充满弹性的，尽情释放着青春的活力。然而到了30岁以后，皮肤开始出现松弛，无时无刻不在将衰老的信号传递给自己，以及每个和自己四目相视的人，触动着这个年龄的女性们本来已经十分敏感的神经。可以说，皮肤松弛是女性最忌讳的面部问题之一。

刮痧原理 　　肌肤松弛的直接原因是皮下肌肉弹性的减退，一般来说是随着年龄增长不可避免的现象。但是，肌肤过早松弛就是脾胃功能出现问题的表现。中医认为脾主肌肉，脾胃功能良好，肌肤就显得紧致而有弹性，整个人看上去就显得年轻。刮痧疗法通过刮拭脾胃反射区和相关经络，可以有效增强脾胃功能，从而有效强韧肌肤弹力纤维的连接能力，提高其支撑能力，使肌肤由内而外绽放年轻活力，展现充盈弹性，锁住年轻和美丽。

美容TIPS
1. 注意饮食均衡，多吃些胡萝卜、西红柿、葡萄等含抗氧化物的蔬菜水果，控制脂肪摄入。
2. 积极参加体育锻炼，让肌肉保持一定的强度。
3. 规律睡眠，避免熬夜，尽量晚上11点之前入睡。
4. 注意防晒，避免烈日暴晒皮肤。

刮拭头部

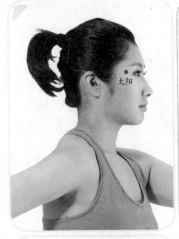

1 用摩擦法刮拭双侧太阳穴。

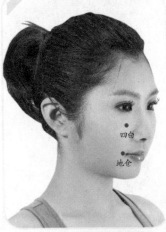

2 用角刮法刮拭面部胃经，从四白穴到地仓穴。

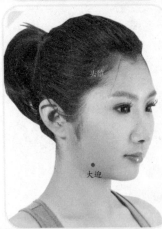

3 用平抹法自下而上刮拭面部胃经，从头维穴到大迎穴，手法要缓慢、柔和。

刮拭躯干

特效部位：

　　脾俞穴：位于背部，当第11胸椎棘突下，旁开1.5寸处。中医认为"脾主肌肉"，刮拭该穴有健脾的功效，改善皮肤的营养供给，使皮肤紧致。

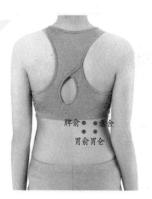

用角刮法刮拭背部膀胱经，重点刮拭脾俞穴、胃俞穴，以及分别和二者平行的意舍穴、胃仓穴。

刮拭四肢

特效部位：

　　足三里穴：位于小腿前外侧，犊鼻下3寸，距离胫骨前嵴外1寸处。该穴是人体胃经上的保健大穴，刮拭该穴有助于提高脾胃功能，补充体内气血，给人带来白里透红的肌肤，使人神采飞扬。

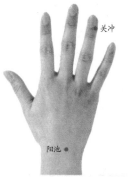

① 用边刮法刮拭手少阳三焦经，从阳池穴到关冲穴。

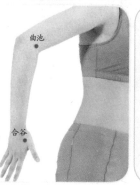

② 用边刮法刮拭手阳明大肠经，从曲池穴到合谷穴。

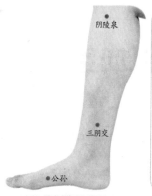

③ 用边刮法刮拭足太阴脾经，从阴陵泉穴经三阴交穴到公孙穴。

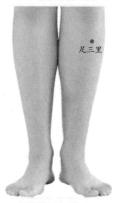

④ 用角刮法刮拭双侧足三里穴。

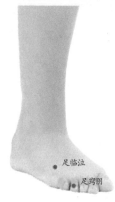

⑤ 用角刮法刮拭足少阳胆经，从足临泣穴到足窍阴穴。

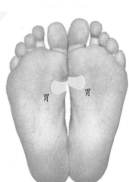

⑥ 用按揉法按揉足底胃部反射区，以皮肤发热为宜。

红血丝

　　红血丝在医学上叫作毛细血管扩张症。患有该病症的人面部皮肤泛红，并且肉眼就能看见一条条扩张的毛细血管，部分呈红色或紫红色斑状、点状、线状或星状红斑。该症状多见于女性，许多爱美的女士常常为自己潮红的面庞十分困扰。此外，该病症还会严重影响皮肤汲取营养，久而久之，会导致皮肤养分供养不足，造成粗糙、干燥和过早衰老。

刮痧原理　　该症状是由于毛细血管弹性降低，导致血管扩张甚至破裂形成的。中医认为该病与心、脾功能失调有关，阴虚火旺、心脾两脏气虚血滞是导致该病的主要原因。刮痧疗法可补心养脾、行血化瘀，从而有效消除红血丝。

美容TIPS
1. 不要让皮肤长时间暴露在极冷或极热的环境中。
2. 选择性质温和的护肤品，不要使用含有激素、腐蚀成分或酸性过高的护肤品，疗效性护肤品请慎用，尤其是美白、祛斑、抗过敏产品。
3. 不要用蒸汽来蒸脸，甚至是洗澡时，也尽量不要用冷、热水直接喷淋面部。
4. 避免食用任何会使毛细血管扩张的食物，比如热性、麻辣食品及酒精、咖啡和可乐。

刮拭头部　特效部位：

　　颧髎穴：位于外目眦直下，颧骨下缘凹陷处。刮拭该穴不仅可以促进面部血液循环，增加面部毛细血管弹性，还可以间接调节心经的气血，起到行血化瘀的作用，缓解面部毛细血管扩张。

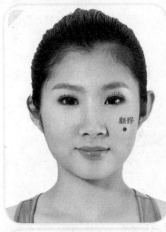

① 用按揉法按揉双侧颧髎穴。

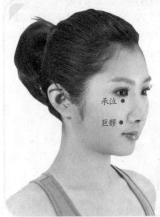

② 用角刮法刮拭面部足阳明胃经，从承泣穴到巨髎穴。

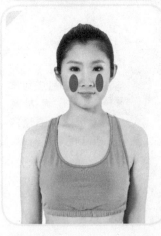

③ 用按揉法按揉红血丝密布的位置，手法不宜过重。

刮拭躯干

刮拭四肢

特效部位：

　　血海穴：位于大腿内侧髌底内侧端上2寸处。刮拭该穴可以舒筋活络、清热凉血，有效抑制血管扩张。

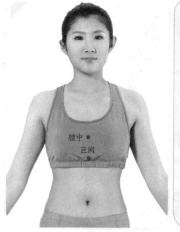

1 用边刮法刮拭腹部任脉，从膻中穴到巨阙穴。

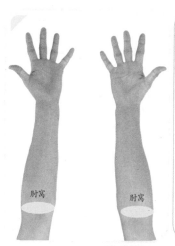

1 用拍打法拍打双臂肘窝。

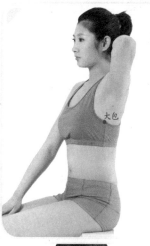

2 用摩擦法刮拭双侧大包穴，手法要轻。

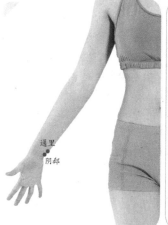

2 用角刮法刮拭手少阴心经，从通里穴到阴郄穴。

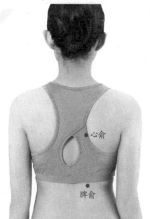

3 用角刮法刮拭背部膀胱经，从心俞穴到脾俞穴。

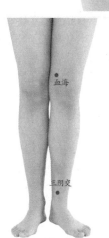

3 用边刮法刮拭足太阴脾经，从血海穴到三阴交穴。

黑眼圈

　　黑眼圈虽然不是病，但却是许多爱美之人心头挥之不去的痛，尤其是爱美的女性。眼眶周围的一圈黑色，不仅使她们原来靓丽的容颜失去了神采，而且还会让她们看起来略显疲惫和苍老。现代社会，生活节奏快、环境污染严重、面对电脑时间多、睡眠质量差等各种原因都会导致和加重黑眼圈。黑眼圈也是亚健康状态的一种表现。可以说，每个人都曾或多或少地受到黑眼圈的困扰。

刮痧原理

　　黑眼圈大多是由于眼周组织代谢不畅，导致局部微循环障碍所致。中医认为，经络不通、脾胃失调、肝肾不通、气血无法荣养眼睛，才会致使黑眼圈出现。刮痧疗法通过刮拭相关经络、穴位和反射区，调养脾胃、疏肝通肾、行气活血，促进血液、淋巴循环，改善新陈代谢，有效消除黑眼圈。

美容TIPS

1. 保证充足睡眠，睡眠时间以6～8小时最合适，晚上10：00至凌晨2：00处于熟睡状态的话，血液循环系统会处于最佳状态，如果过了这段时间仍未睡，黑眼圈就会变得很严重。
2. 吸烟饮酒会给血液循环及淋巴循环带来不良影响，所以应尽量避免。
3. 敷面膜时不要用电脑和听手提电话，因为辐射波会影响循环系统，导致产生黑眼圈。
4. 戴即弃隐形眼镜，因为戴非抛弃型隐形眼镜透气度低，容易使眼睛疲劳及血液循环不畅。

刮拭头部 特效部位：

　　眼部周围穴位：刮拭这些穴位可以促进眼部血液循环，增加眼部营养供应，淡化黑眼圈。

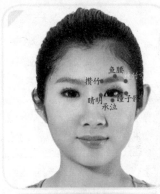

① 用按揉法按揉眼睛周围穴位，依次为攒竹穴、鱼腰穴、丝竹空穴、瞳子髎穴、承泣穴、睛明穴。

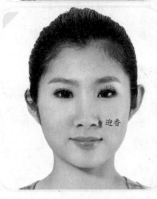

② 用点压法按压双侧迎香穴。

刮拭躯干 特效部位：

　　肝俞穴：位于人体的背部脊椎两旁，第9胸椎棘突下，旁开1.5寸。中医认为，肝之气血可通达于目，荣养眼睛。刮拭此穴可有效调节肝功能，改善肝部气血运行状况，对消除黑眼圈有帮助。

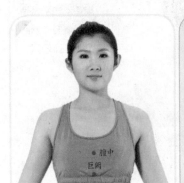

① 用角刮法刮拭胸部任脉，从膻中穴到巨阙穴。

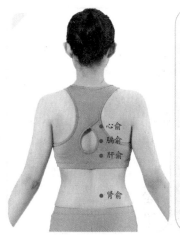

2 用角刮法刮拭背部膀胱经，从心俞穴到肾俞穴，重点刮拭肝俞穴、膈俞穴、肾俞穴三穴。

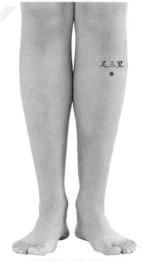

3 用角刮法刮拭双侧足三里穴。

刮拭四肢

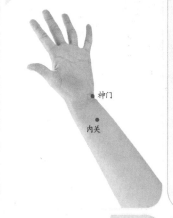

1 用摩擦法刮拭双侧内关穴、神门穴。

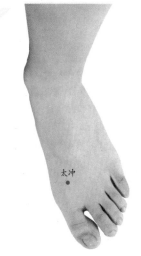

4 用点压法按压双侧太冲穴。

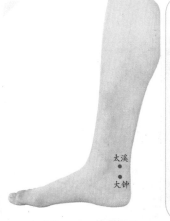

2 用边刮法刮拭足少阴肾经，从太溪穴到大钟穴。

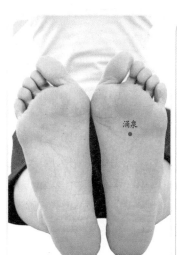

5 用摩擦法刮拭涌泉穴。

酒糟鼻

　　酒糟鼻又名玫瑰痤疮，是一种经常发于面部中央的慢性皮肤病。酒糟鼻通常表现为外鼻皮肤发红，有红斑或红色丘疹、脓疱、鼻尖、鼻翼肥大等症状，患者大多为中年人，男性患者病情较重。调查显示，70%的患者承认此症对他们的生活和工作造成了严重影响。

刮痧原理　中医认为，酒糟鼻多由饮食不节、肺胃积热上蒸、外感风邪、血瘀凝结所致。刮痧疗法通过刮拭相关穴位和反射区，可调和脏腑、宣肺热、清胃火、消炎解毒，从而改善鼻部充血状态，缓解或消除酒糟鼻症状。

美容TIPS

1. 酒糟鼻患者，首先要保持情绪稳定，切忌焦躁，以免引起血管功能失调，加重病情。

2. 夏天外出注意遮阳，防止强烈的日光直射鼻部，引起充血，加剧炎症。

3. 洗脸时，最好使用碱性小的清洁产品，减少对皮肤的刺激。

4. 切忌饮酒，饮酒可使面部充血，加重鼻部皮肤的炎症。

5. 保持大便通畅，多饮水，多食用富含膳食纤维和具有清肠排毒作用的食品，如粗粮、猪血、藻类、薯类等。

刮拭头部　特效部位：

　　迎香穴：位于鼻翼外缘中点旁开0.5寸，即鼻唇沟的中间部位。酒糟鼻患者鼻部毛细血管呈扩张状态，刺激迎香穴，可促使血管恢复正常功能，改善鼻部充血状态，消除鼻部红肿现象。

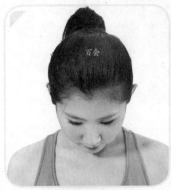

① 用摩擦法刮拭百会穴。

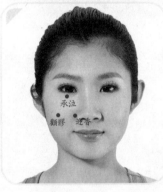

② 用摩擦法刮拭颧髎穴、迎香穴、承泣穴。

刮拭躯干

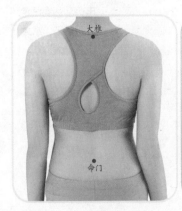

① 用边刮法刮拭背部督脉，从大椎穴到命门穴。

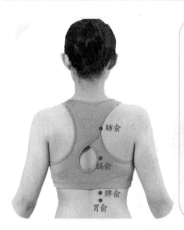

② 用角刮法刮拭背部膀胱经，从肺俞穴到胃俞穴，重点刮拭肺俞穴、膈俞穴、脾俞穴、胃俞穴。

特效部位：

支沟穴：在前臂背侧，腕背横纹上3寸处，尺骨与桡骨之间。该穴是手少阳三焦经的主要穴位之一，具有泻除三焦火气、疏通三焦经脉的作用，常用于改善由于人体新陈代谢的废弃物排泄不畅所引起的病症，因此对消除酒糟鼻效果显著。

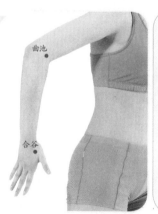

① 用边刮法刮拭手阳明大肠经，从曲池穴到合谷穴，然后用点压法按压合谷穴。

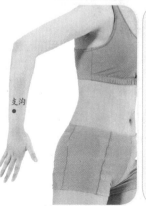

② 用点压法按压双臂支沟穴。

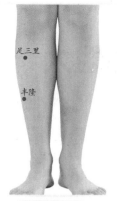

③ 用边刮法刮拭足阳明胃经，从足三里穴到丰隆穴。

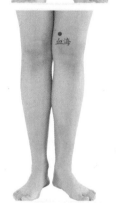

④ 用角刮法重点刮拭血海穴。

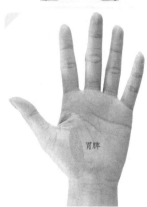

⑤ 用摩擦法刮拭手部胃脾大肠反射区，以皮肤发热为宜。

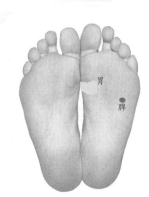

⑥ 用角刮法刮拭足底脾、胃反射区，刮至皮肤微感发热即可。

毛孔粗大

污垢阻塞毛孔、皮脂分泌旺盛、挤压粉刺不当、使用不当的化妆品或药物、皮肤松弛老化等原因都会导致毛孔粗大。这不仅使肌肤变得粗糙，不易上妆，而且化妆后脸部显得暗淡、不干净。刮痧对解决毛孔粗大问题有一定作用。

刮痧原理

中医认为毛孔粗大有两个原因：一是年龄增长，肺气渐虚，而由于肺主皮毛，导致毛孔收缩不利；二是体内湿热邪气蕴结，导致皮肤油脂分泌过多，阻碍毛孔排泄，导致毛孔粗大。因此，刮痧疗法一方面补益肺气，另一方面清热利湿，从两个方面同时夹攻毛孔问题，还原你无瑕的面庞。

美容TIPS

1. 常食青菜、西红柿、水果和饮绿茶，补充维生素C可以缓解皮肤分泌油脂，使毛孔缩小。
2. 注意保持大便通畅，常食富含膳食纤维或具有清肠排毒作用的食品，尤其是粗粮、薯类。
3. 多饮水，注意皮肤清洁，忌食辛辣、刺激性食物，酒、甜食及含油脂过高的食物。
4. 蒸桑拿会让毛孔扩张，油脂大量分泌，造成毛孔疏松。因此，不要长时间坐在桑拿室内，而且桑拿后，应该用冷水冲洗面部几次，以恢复肌肤弹性。
5. 保证睡眠，严防紫外线和辐射。

刮拭头部

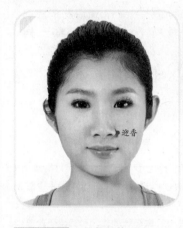

用点压法按压双侧迎香穴。

迎香

刮拭躯干

特效部位：

脾俞穴：位于背部，当第11胸椎棘突下，旁开1.5寸处。刮拭该穴可以强化脾的运化功能，清热利湿，减少皮肤油脂分泌。

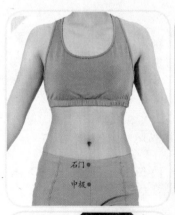

石门
中极

1
用边刮法刮拭腹部任脉，从石门穴到中极穴。

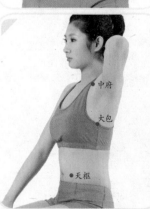

中府
大包
天枢

2
用角刮法刮拭双侧中府穴、大包穴、天枢穴。

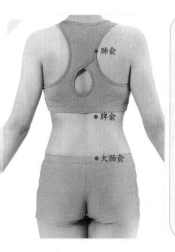

❸ 用角刮法刮拭背部膀胱经，从肺俞穴经脾俞穴到大肠俞穴。

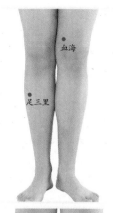

❸ 用边刮法从血海穴刮拭到足三里穴。

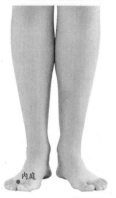

❹ 用角刮法刮拭内庭穴。

刮拭四肢

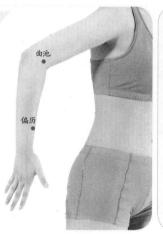

❶ 用边刮法刮拭手阳明大肠经，从曲池穴到偏历穴。

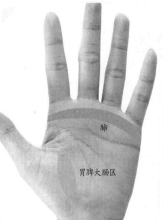

❷ 用边刮法刮拭掌心肺、胃脾大肠区反射区。

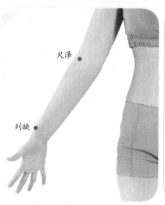

❺ 用边刮法刮拭手太阴肺经，从尺泽穴到列缺穴。

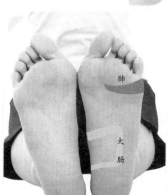

❻ 用按揉法按揉刮拭足底肺、大肠（包括结肠和直肠）反射区。

皮肤干燥

皮肤干燥是冬季的常见皮肤问题，具体表现为皮肤紧绷，呈现出干巴巴的状态，甚至局部出现脱皮现象。这不仅影响美观，而且当皮肤干燥到一定程度时可导致干性脂溢性皮炎，使人剌痒难忍。皮肤营养摄入不足导致皮肤水分和皮脂分泌不足，以及睡眠质量差、天气寒冷干燥等都是导致皮肤干燥的原因。

刮痧原理　中医认为，除了机体衰老和外邪入侵外，脾胃虚弱也会导致肌肤无水谷之精的滋养而干燥、脱屑。此外，中医认为"肺主皮毛"，皮肤干燥和肺经气血不足也有一定关系。刮痧疗法可以强健脾胃，同时调理肺经气血，保持面部血液循环通畅，还原饱满水润的肌肤。

美容TIPS
1. 加强身体锻炼，促进血液循环，防止瘀血产生，在运动中注意手足的保暖。
2. 保持愉快的心情，注意劳逸结合。
3. 平日饮食中多吃些蛋类、牛奶、新鲜水果蔬菜等碱性食物，少吃肉类、鱼类、巧克力、葱蒜等酸性食物。
4. 冬季洗澡一般不要超过15分钟，水温不要太热，因为热水会将皮肤上的天然油分彻底洗掉，浴后应当在皮肤尚未完全干的情况下涂上润肤品，这样做有助于将润肤成分渗入进皮肤。

刮拭躯干

特效部位：

中脘穴：位于前正中线上，脐上4寸处。该穴是腑之精气会集之处，刮拭该穴可有效调理肠胃，为肌肤补充养分，恢复肌肤的弹性。

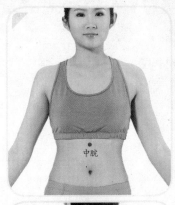

中脘

① 用角刮法刮拭任脉，重点刮拭中脘穴。

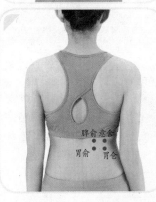

脾俞意舍
胃俞　胃仓

② 用角刮法刮拭背部膀胱经，从脾俞穴到胃俞穴，然后刮拭分别与之平行的意舍穴、胃仓穴。

刮拭四肢

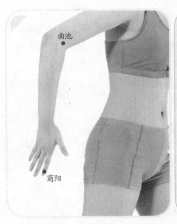

曲池

商阳

用边刮法刮拭手阳明大肠经，从曲池穴到商阳穴。

面部浮肿

很多人早晨起床时，发现自己的眼睑、脸部浮肿，轻压还会有凹痕或痛感。一般来说，这是由于睡眠不足或临睡前喝水太多导致脸部浮肿所致。此时，不妨给自己的面部做个简单的刮痧，以快速消除浮肿，迅速找回美丽。但也有少数人的面部浮肿是由疾病引起，为避免延误病情，应及时到医院检查尿常规。

 刮痧原理

导致脸部浮肿的原因有很多，但多数可以归于人体的内部代谢紊乱。中医认为，人体肾脏或子宫机能出现问题会导致人体新陈代谢不畅致使体内代谢垃圾不能及时排出而出现脸部浮肿。因此，刮痧疗法可良性调整肾或子宫机能，改善人体新陈代谢，加速排出代谢废物，利水消肿，快速解决脸部浮肿问题。

 美容TIPS

1. 加大运动量。剧烈运动后的大量出汗，可促进体内多余水分的排出。
2. 乌龙茶和咖啡有利尿功效，脸部水肿时喝一杯，可使脸上多余的水分迅速排出。
3. 改变洗脸方式，用温水、冷水交替洗脸，以促进脸部血液循环和新陈代谢。

 刮拭头部

特效部位：

四白穴：位于人体面部，瞳孔直下，当眶下孔凹陷处。刮拭该穴可促进人体代谢废物的排出，消除脸部和眼睛浮肿，紧实肌肤，增加肌肤弹性，美化脸部线条。

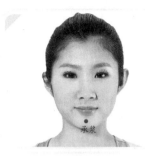

❶ 用点压法按压承浆穴。

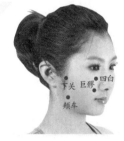

❷ 用角刮法刮拭面部足阳明胃经，从下关穴到颊车穴，然后从四白穴到巨髎穴。

 刮拭躯干

特效部位：

水分穴：在上腹部，前正中线上，当脐中上1寸处。该穴具有健脾补肾、利水、化湿、消肿的功能，刮拭该穴能促进体内的新陈代谢，消除脸部浮肿。

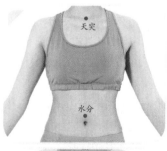

❶ 用边刮法刮拭腹部任脉，先用点压法按压天突穴，然后按压水分穴。

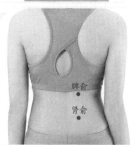

❷ 用角刮法刮拭背部膀胱经，重点刮拭脾俞穴、肾俞穴。

扁平疣

扁平疣是一种乳头瘤病毒导致的皮肤病，表现为顶部光滑、粟粒至绿豆大、淡褐色、高出皮肤表面的扁平状丘疹，有轻微痒感。该病好发于面部、手背部等暴露部位，不仅严重影响美观，还有一定的癌变率。在人类乳头瘤病毒感染而导致的疾病中，扁平疣的癌变率排第三。因此，该病已不仅仅是"面子"问题，更是人体健康的大敌。

刮痧原理

扁平疣在中医上被称为"扁瘊"，是由肝经郁热、脾虚失运、气血不和引起的。刮痧疗法通过刮拭相关经络和反射区，解毒化瘀、清热凉血、补益脾脏，恢复脾的运化功能，有效改善扁平疣。

美容TIPS

1. 切忌抓搔。抓搔会使病毒顺着抓痕方向生长，加重病情。
2. 远离紫外线、电离辐射和创伤性治疗，如电离子、激光。
3. 多饮水，多吃水果蔬菜，避免辛辣刺激的饮食。
4. 保持愉快的心情，保证规律的生活。

刮拭头部 特效部位：

风池穴：位于项部枕骨下，入发际1寸，胸锁乳突肌与斜方肌上端之间的凹陷处。刺激该穴祛风解表，清热解毒，疏散郁结于肝经的风热毒邪，对改善扁平疣效果显著。

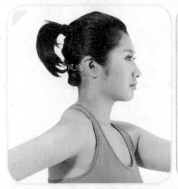

用点压法按压双侧风池穴。

刮拭躯干 特效部位：

肝俞穴：位于人体的背部脊椎两旁，第9胸椎棘突下，旁开1.5寸。该穴具有疏肝理气、清热凉血的功效，刮拭该穴可以清理肝胆湿热，对于改善扁平疣有很强的针对性。

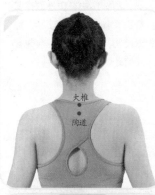

1
用边刮法刮拭背部督脉，从大椎穴到陶道穴。

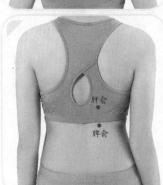

2
用角刮法刮拭背部膀胱经，重点刮拭肝俞穴、脾俞穴。

刮拭四肢

特效部位:

曲池穴:位于人体的肘部横纹尽处,屈肘成直角时,肘横纹外侧端处位置即是。该穴具有显著的排毒功效,能将肺内与皮肤上的病邪迅速转送到大肠,并排出体外,有效改善扁平疣。

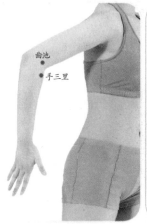

① 用边刮法刮拭手阳明大肠经,从曲池穴到手三里穴。

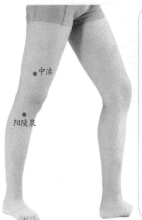

② 用边刮法刮拭足少阳胆经,从中渎穴到阳陵泉穴。

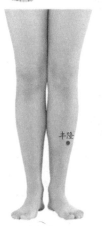

③ 用角刮法刮拭双侧丰隆穴。

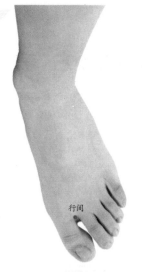

④ 用角刮法刮拭双侧行间穴。

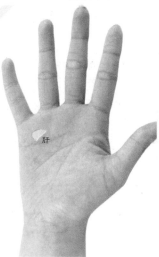

⑤ 用边刮法刮拭手掌肝反射区,以皮肤发热为宜。

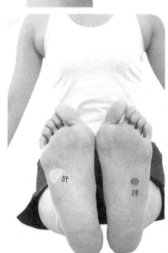

⑥ 用角刮法刮拭足底肝、脾反射区,用力稍大,刮至皮肤微微发热、潮红为止。

头发枯黄

一头乌黑、亮丽、浓密的秀发是东方女性的美丽标签，可以吸引人们的目光，增加自身魅力，让人焕发自信。然而，先天的干枯发质，以及长期睡眠不足、过度疲劳、染发、烫发、环境污染等众多因素，使得现代人的发质越来越差，甚至出现过早白发的现象。要想改善干枯的发质，获得光泽、健康、亮丽的头发，对人体生理功能的调节是根本办法。

刮痧原理

中医认为，"发为血之余""肾其华在发"，头发的好坏和肾脏功能密切相关，想要使头发乌黑光亮，一定要保持肾经循行正常，提高肾脏机能。刮痧疗法可调节肾脏功能，促进肾经的气血循行，可快速改善头皮血液循环，促进人体新陈代谢，活化头皮细胞，使发根得到充足的养分，从而达到乌发、润发的效果。

美容TIPS

1. 少吃含盐量大的食物。盐分可导致头发内水分滞留过多，影响头发的正常生长。

2. 睡觉时一定要将头发散开，这样才能提升头发的生机。

3. 夏天外出时，应注意头发的防晒，以免强烈的阳光对头发造成伤害。

4. 平时洗完头发，最好让头发自然干，不要大力揉搓，可以用毛巾轻轻按压。

刮拭头部 特效部位：

百会穴、四神聪穴：百会穴位于前发际正中直上5寸，或两耳尖连线与头顶正中线交点处。四神聪穴位于百会穴前后左右各1寸处，共4穴。刮拭这一部位可增加头发根部的血液流量，增强黑色素细胞的活性，同时也可增加黑色素细胞的数量，从而达到乌发效果。

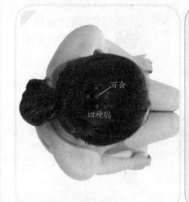

❶ 用摩擦法刮拭百会穴和四神聪穴。

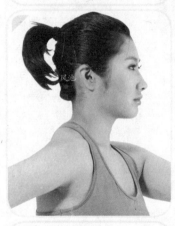

❷ 用点压法按压双侧风池穴。

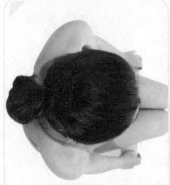

❸ 按照头部刮痧的顺序和方法，用梳刮法刮拭全头。

刮拭躯干

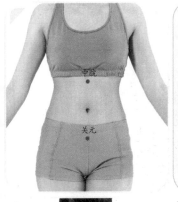

① 用边刮法刮拭腹部任脉，从中脘穴到关元穴。

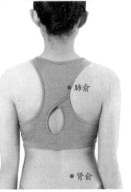

② 用角刮法刮拭背部膀胱经，重点刮拭肺俞穴、肾俞穴。

刮拭四肢

特效部位：

复溜穴：位于太溪穴直上2寸处，跟腱的前方。刮拭此穴能滋阴补肾，增加头发的营养成分供应，促进女性激素的分泌，使头发亮丽而富有弹性。

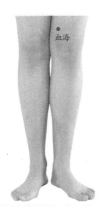

① 用角刮法刮拭血海穴。

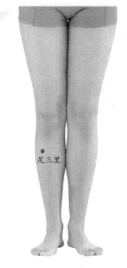

② 用角刮法刮拭足三里穴。

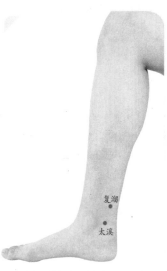

③ 用边刮法刮拭足部足少阴肾经，从复溜穴到太溪穴。

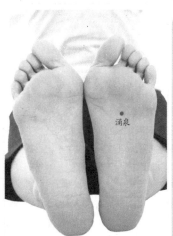

④ 用摩擦法刮拭涌泉穴。

美体塑形

美胸

　　不管审美观点如何变化，从古至今人们都认为丰满的乳房才是真正的女性美。据有关资料统计，我国成年未孕女性，乳房发育不良者约占15%。而婚育哺乳和多次人工流产后的女性，乳房形态不良者竟达40%。扁平下垂的乳房不但使女性的身材走样，而且严重危害女性的正常生活和身心健康，给她们的交友、恋爱等带来诸多困扰。

刮痧原理　　中医认为，女性乳房发育不良，多是经络，尤其是贯穿乳房部位的足阳明胃经阻塞不通，无法灌养乳络之故。另外脾主肌肉，脾脏功能出现异常，人体肌肉弹性就会减弱，导致乳房下垂。刮痧疗法通过健脾养胃、调理冲脉和任脉，可以刺激脑垂体释放促性腺激素，使乳房发育。同时还可把血液引流到胸部，给乳腺补充养分，达到使乳房坚挺、丰满的目的。

刮拭躯干　特效部位：

　　乳根穴：位于人体的胸部，乳头直下，乳房根部，当第5肋间隙，距前正中线4寸处。该穴乃胃经气血下行的中枢，刮拭该穴可紧实胸部肌肉，改善胸部的血液循环，使乳房坚挺。

　　大巨穴：当脐中下2寸，距前正中线2寸处。刮拭此穴可刺激产生卵巢激素和乳腺发育激素；经常点按可使胸部光滑紧实有弹性，对丰胸塑形有良效。

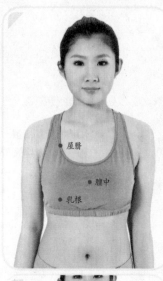

屋翳
膻中
乳根

1 用角刮法刮拭乳房周围穴位，包括屋翳穴、膻中穴、乳根穴。

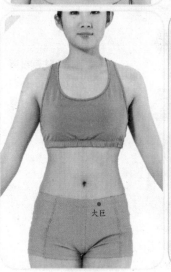

大巨

2 用角刮法刮拭双侧大巨穴。

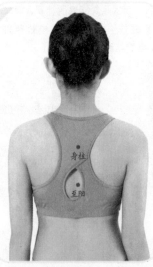

身柱
至阳

3 用边刮法刮拭背部督脉，从身柱穴到至阳穴。

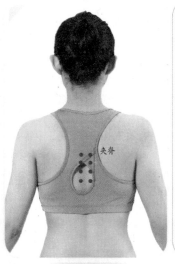

④ 用角刮法刮拭与身柱穴到至阳穴一段督脉位置水平的夹脊穴。

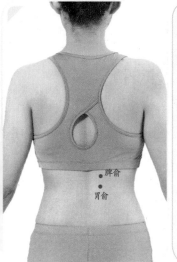

⑤ 用角刮法刮拭背部膀胱经，重点刮拭脾俞穴、胃俞穴。

美容TIPS

1. 适当锻炼胸部肌肉，可以促进胸部发育。

2. 在两腋下夹书，双手小臂向前平举，至手臂发酸为止。此姿势有助于锻炼胸肌、挺拔胸部。

3. 不断告诉自己"我的胸部正越来越丰满"。心理学家认为，乳房保留着女人心理成长的痕迹，乳房生长受到心理因素影响。

刮拭四肢

特效部位：

少泽穴：位于小指末节尺侧，距指甲角0.1寸处。刮拭该穴能刺激脑垂体释放激素，作用于卵巢，进而激活乳腺细胞，促进乳房发育，同时还能促进心脏供血，将血液引流到胸部，给乳腺补充营养，达到丰胸和保健乳房的目的。

足三里穴：小腿前外侧面的上部，距离胫骨前缘1寸处。刮拭该穴可以调节脏腑，使经络畅通、乳络气血充足，补充乳房养分。

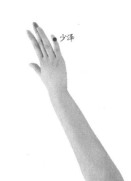

① 用摩擦法刮拭双侧少泽穴。

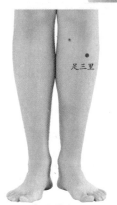

② 用角刮法重点刮拭双侧足三里穴。

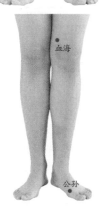

③ 用边刮法刮拭足太阴脾经，重点刮拭血海穴、公孙穴。

紧实腰腹

腰腹部赘肉不仅影响了身材的美观，也给人们的日常行动带来了巨大不便。而更重要的是，腰腹臃肿、肥胖除了可加速衰老外，更会改变脏器的血管形态，影响内脏、器官的正常运行。冠心病、心肌梗死、脑栓塞等疾病都与腰腹部肥胖有一定关系。因此，为了美，更为了健康，一定要消除腰腹部赘肉。

刮痧原理 腰腹臃肿，通常是由于脂肪在此堆积之故。刮痧疗法主要立足于提高机体局部新陈代谢水平，促进此处脂肪的代谢和分解，还能促进腰部血液循环，使皮肤的毛细血管扩张，增加局部的体表温度，促进皮下脂肪的消耗。而刺激腰腹部某些特定经穴，可紧实腰部肌肉，美化腰部线条。

美容TIPS
1. 进食速度不要太快，否则会造成食物消化不良囤积在胃部，长期下来胃部就会凸出，腰腹就会臃肿。不要喝太多碳酸饮料、不要暴饮暴食。
2. 洗澡时，可先将水温调高，再将水温调低，最后用正常水温洗。此法不但可以促进脂肪燃烧，还可以增强皮肤弹性，一举两得。
3. 多喝白开水，少喝碳酸饮料。

刮拭躯干

特效部位：

志室穴：位于腰部，当第2腰椎棘突下，旁开3寸处。该穴具有活跃肾脏机能的作用，刮拭此穴，可以提高激素分泌量，从而增强机体的代谢能力，使堆积在腰腹部周围难以消除的脂肪被有效燃烧，最终消除腰腹部赘肉。

水分穴：位于上腹部，前正中线上，当脐中上1寸处。刮拭该穴可促进人体新陈代谢，帮助腹部排出多余水分，消除因水肿而出现的小腹凸出现象。

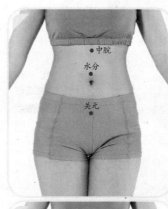

❶ 用边刮法刮拭腹部任脉，从中脘穴到关元穴，重点刮拭水分穴。

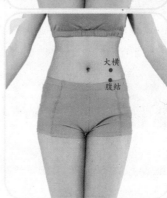

❷ 用边刮法刮拭腹部足太阴脾经，从大横穴到腹结穴。

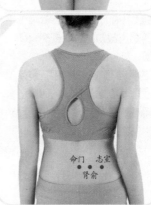

❸ 用边刮法重点刮拭命门穴，然后刮拭与之平行的膀胱经穴位，包括肾俞穴、志室穴。

美腿秀腿

拥有修长匀称的美腿是每个女性的梦想。一双纤细修长的腿，更能体现女性的形体美，吸引众人的目光。每年夏天即将到来之际，都会有很多女性寻求腿部健美的方法，以便于自己能穿着更时尚、青春的短裙、短裤。运动、节食、减肥药、瘦腿霜等，这些现在常用的腿部减肥法不仅见效慢，还可能有一定的副作用。其实，用刮板简单刮一刮就可以安全、速效地美化腿部，塑造出一双惹人美慕的美腿。

刮痧原理

腿粗除了与肌肉过度发达有关，还与人体脾胃功能的衰弱密切相关。中医认为，脾失健运，人体代谢功能出现障碍，水液流溢于肢体，就会导致腿部脂肪堆积或出现浮肿。刮痧疗法可以健脾和胃，增强人体代谢功能，加快血液、淋巴循环和新陈代谢，加速腿部脂肪燃烧，紧实肌肉，淡化膝盖皱纹，从而打造出一双纤细美腿。

美容TIPS

1. 不要懒于锻炼，坚持每天睡觉前立壁抬腿15分钟，效果显著。
2. 睡眠时间不足，除了会影响皮肤以外，也会影响体内毒素和多余废物的排出，容易导致腿部出现水肿肥胖。
3. 每天尽量腾出30分钟的时间走路。走路时，背部挺直、放松，膝盖伸直，将重心由腿移向脚尖，这样能增加小腿的活动量，令腿部更结实修长。
4. 要注意正确的坐姿以及坐时腿部的活动。标准坐姿是背脊与椅子的靠背吻合，背部肌肉自然放松，身体和大腿、大腿和膝盖下的小腿呈90°直角。

刮拭四肢

特效部位：

殷门穴：位于人体的大腿后面，当承扶穴与委中穴的连线上，承扶穴下6寸处。刮拭该穴可强壮腿部血管，促进腿部血液、淋巴循环，分解皮下多余脂肪。

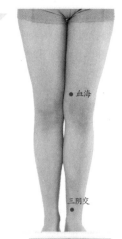

1 用边刮法刮拭足太阴脾经，从血海穴到三阴交穴。

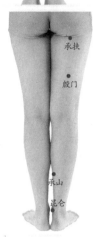

2 用边刮法刮拭下肢足太阳膀胱经，从承扶穴到昆仑穴，重点刮拭殷门穴、承山穴、昆仑穴。

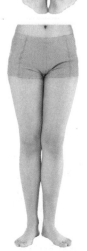

3 用边刮法每天隔衣刮拭腿部，大腿从下向上刮拭，小腿从上向下刮拭，每天1~2次，每次10下，促进腿部血液循环。

挺翘臀部

　　臀部是女性展示形体美、曲线美的关键部位之一。结实、上翘的臀部，会使身材曲线显得窈窕动人，凸显出纤细腰部，同时使腿部显得修长。但若臀部松垮、平坦，那么腰部以下则会美感尽失。同时，腿部的魅力也会大打折扣。整日久坐的上班族，因久坐办公室不常运动，脂肪堆积在下半身，因此极易造成臀部下垂。

刮痧原理

　　现代医学认为，内分泌紊乱可导致人体代谢迟缓，形成激素性肥胖，从而使得臀部下垂；血液循环不畅，肌肉组织张力不足，形成水肿，也是导致臀部下垂的重要原因。刮痧疗法通过对相关穴位和反射区的刮拭，可以调节人体内分泌，疏通气血，畅通臀部的血液循环、促进脂肪消耗，消除水肿，紧实臀部，达到翘臀的目的。

美容TIPS

1. 避免久坐久站。久坐容易使臀部肥胖变形；久站会使血液难以自远程处回流，导致臀部供氧不足，新陈代谢受阻，臀部自然会变得臃肿、肥大。
2. 食用过多的酸性荤食类食物，如奶酪、奶油等，不仅容易使血液倾向酸性，让人易于疲劳，也会让脂肪在下半身堆积。适量地吃一些大豆和海鲜等碱性食物则对提臀有帮助。

刮拭躯干

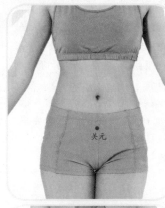

1 用边刮法刮拭腹部任脉，重点刮拭关元穴。

2 用拍打法拍打腰部膀胱经，重点拍打白环俞穴，以及与之平行的秩边穴。

刮拭四肢

特效部位：

　　承扶穴：位于臀部横纹线的中点。刮拭该穴可利五脏，疏通经络，促进下身血液循环，防止脂肪堆积，强壮肌肉，有效防止臀部下垂。

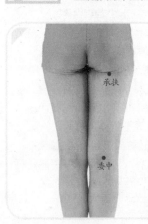

用边刮法刮拭下肢膀胱经，从承扶穴到委中穴。

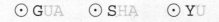

⊙ GUA ⊙ SHA ⊙ YU
⊙ BAO ⊙ JIAN

PART ⑤

第 章

刮痧与保健

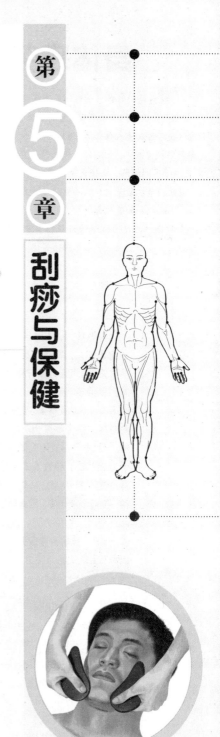

　　如今，工业的高度发展使人们的生存环境不再清洁，飞快的生活节奏让人每天背负着巨大的精神压力。这一切让现代人的健康隐患大大增加，而我们往往在疾病发生的时候才想起投医问药，殊不知，其实身体早已被"内忧外患"折磨得失去平衡。

　　我们无法改变一切外部的问题，但是我们能改变自己。每天，当你拖着疲惫的身体回到家，倒在沙发上看电视的时候，不妨拿起刮板，在身体的各部位刮拭一番，通过刺激身体上的一些特定部位，调动体内一切力量来排除毒素、调节气血。

　　这就是刮痧保健的神奇力量。它可以增强机体的调节能力、抗病能力和康复能力，延缓衰老，强身健体，让你每天以最佳状态迎接一切挑战。下面我们就一起进入本章内容，从解决一系列亚健康状态开始，昂首踏上健康之路。

缓解不适症状

身体疲劳

　　疲劳是指机体因长时间或高强度的体力、脑力劳动而导致的作业效率明显暂时性降低的一种生理现象。疲劳可加重人体各器官的机能负担，使体内组织细胞的供氧量减少，细胞新陈代谢的速度变慢。疲劳如果长期得不到缓解，会使大脑皮层机能减弱，神经和体液的调节机能紊乱，从而转化成过度性疲劳。过度性疲劳会加速机体老化，导致人出现注意力涣散、记忆力减退等症状，甚至还可引发神经衰弱、心率加快等疾病。

刮痧原理

　　中医认为，人体疲劳与五脏的失调密切相关，如腰酸腿软多与肾脏功能有关；有气无力多与肺脏功能有关；脑力疲劳多与心脏功能有关；不耐疲劳多与肝脏功能有关。此外，"元气"对身体的疲劳程度也有极其重要的影响。"元气"虚衰则人体各功能便会处于低迷状态，导致人产生疲劳感。脾胃负责消化、吸收、转输、提供造血原料，参与水液代谢，因此脾胃壮则人体元气充足，免疫力强，抗疲劳能力也强。因此，缓解身体疲劳的刮痧疗法当以调节五脏功能为关键。

保健箴言

　　1. 人心理压力过重时，身体会消耗比平时多8倍的维生素C，也比平时更容易疲劳。因此，心理压力过重的人要多摄取富含维生素C的食物，如菜花、橄榄、菠菜等，还可服用维生素C片。

　　2. 因身体疲劳而易怒的人，可多食用些含有丰富钙质的牛奶、小鱼干等物。钙有很好的安定情绪的效果。

刮拭头部

特效部位：

　　太阳穴：位于眉梢与外眼角之间，向后移1寸凹陷处。刮拭该穴能加快局部血液循环与新陈代谢，健脑提神，养目护身，迅速消除疲劳。

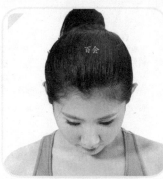

❶ 用摩擦法刮拭百会穴。

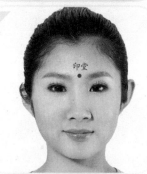

❷ 用摩擦法刮拭印堂穴。

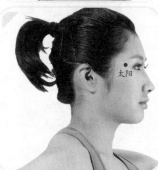

❸ 用点压法按压双侧太阳穴。

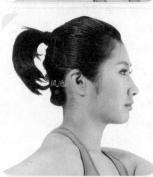

❹ 用点压法按压双侧风池穴。

刮拭躯干

特效部位：

　　鸠尾穴：位于上腹部，前正中线上，当胸剑结合部下1寸处。刺激鸠尾穴可以迅速恢复短暂性身体消耗，有效缓解身体疲劳。

　　命门穴：位于人体后腰部正中线上，第2腰椎棘突下凹陷处。刺激该穴能使丹田生发之气遍走全身，具有调节人身整体功能的作用，能够有效消除身体疲劳，恢复精力。

 刮拭四肢

特效部位：

　　内关穴：位于前臂掌侧，在大陵与曲泽的连线上，腕横纹上2寸处。刮拭该穴有助于缓解头晕、焦虑、烦躁、记忆力减退、肢体无力等疲劳症状。

　　承山穴：位于小腿后面正中，委中穴与昆仑穴之间，伸直小腿或足跟上提时，腓肠肌肌腹下出现尖角凹陷处。刺激该穴不仅可以振奋膀胱经的阳气，还能起到舒筋活络的作用，配合阳陵泉穴使用可有效缓解疲劳导致的关节疼痛。

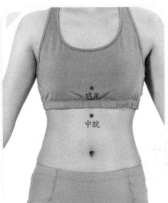

❶ 用角刮法刮拭胸部任脉，从鸠尾穴到中脘穴。

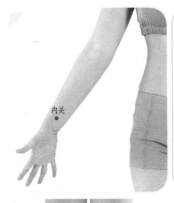

❶ 用摩擦法刮拭双侧内关穴。

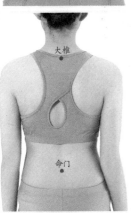

❷ 用边刮法刮拭背部督脉，从大椎穴到命门穴。

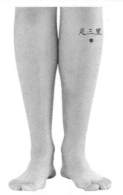

❷ 用角刮法刮拭双侧足三里穴。

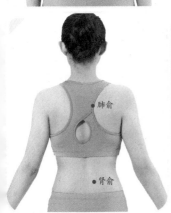

❸ 用边刮法刮拭背部膀胱经，从肺俞穴到肾俞穴。

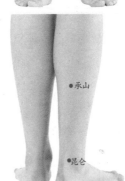

❸ 用边刮法刮拭足太阳膀胱经，从承山穴到昆仑穴。

口臭

　　口臭是因机体内部失调而导致口气臭秽、难闻的一种病症。主要表现为呼气时有明显臭味，刷牙漱口难以消除，含口香糖、使用清洁剂均难以掩盖。口臭给人的交往带来诸多不便，甚至使人变得封闭自卑，产生心理阴影。更重要的是，由于口臭的诱因在体内，有可能是身体内部器官发生了病变，如急慢性胃炎、消化不良、十二指肠溃疡、肝炎等都有可能伴有口臭发生，所以不容忽视。

刮痧原理

　　中医认为，引起口臭的主要原因在脏腑，肝火亢盛，火气上扬容易引发口臭；热毒积聚胃肠，心火亢盛，导致浊气无法下行，只能从口中排出，可导致口臭；肺阴受损，气逆上冲，虚火郁结于内，也能引起口臭。刮痧疗法可平肝潜阳、和胃泻火、安心宁神、宣肺理气、调理机体，从而切断口臭产生的根源，使人重获清新口气。

保健箴言

1. 起床后，先喝一杯加柠檬片的水，不但能消除口臭，更有清除宿便、排毒的效果。
2. 饭后吃一颗酸梅或吃两片陈皮，能消除口臭。

刮拭头部　　特效部位：

　　迎香穴：位于鼻翼外缘中点旁开0.5寸，即鼻唇沟的中间部位。该穴是手阳明大肠经位于面部的重要穴位。刺激该穴可升清降浊，排除郁结于胃部的浊气，同时调理胃功能，有效改善口臭。

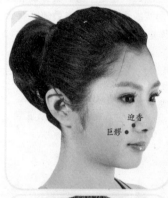

① 用点压法按压双侧迎香穴、巨髎穴。

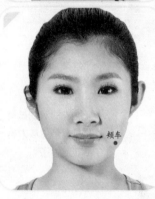

② 用摩擦法刮拭双侧颊车穴。

刮拭躯干

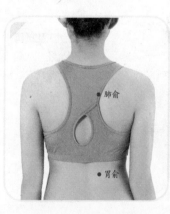

用角刮法刮拭背部膀胱经，从肺俞穴到胃俞穴。

刮拭四肢

特效部位：

　　大陵穴：位于人体的腕掌横纹的中点处，当掌长肌腱与桡侧腕屈肌腱之间。刮拭此穴可泻出体内积热和湿气，有效改善由脾虚湿浊上泛所致的口臭。

　　劳宫穴：在手掌心，当第2、3掌骨之间偏于第3掌骨，握拳屈肘时向中指尖处。劳宫穴有内气外放、外气内收的作用，刺激该穴可加强体内之气与体外之气在劳宫穴的交换和聚集，对于改善心火亢盛引起的口臭效果显著。

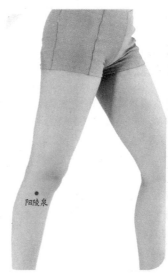

❹ 用角刮法刮拭双侧阳陵泉穴。

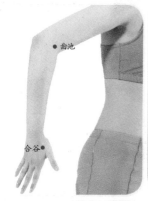

❶ 用边刮法刮拭手阳明大肠经，从曲池穴到合谷穴。

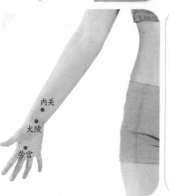

❷ 用角刮法刮拭手厥阴心包经，从内关穴经大陵穴到劳宫穴，重点刮拭大陵穴、劳宫穴。

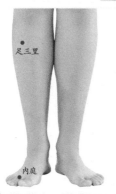

❸ 用边刮法刮拭足阳明胃经，从足三里穴到内庭穴。

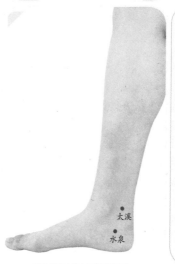

❺ 用角刮法刮拭足少阴肾经，从太溪穴到水泉穴。

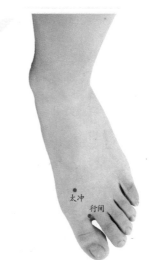

❻ 用角刮法刮拭足厥阴肝经，从太冲穴到行间穴。

口腔溃疡

口腔溃疡又称溃疡性口腔炎，是一种常见的口腔黏膜病变，常由链球菌、金黄色葡萄球菌、绿脓杆菌及大肠杆菌引起。口腔溃疡的发作，常常与一些疾病或症状有关，比如胃溃疡、十二指肠溃疡、慢性或迁延性肝炎、结肠炎等消化系统疾病，另外贫血、偏食、消化不良、腹泻、发热、睡眠不足、过度疲劳、精神紧张、工作压力大、月经周期的改变等也会引起口腔溃疡。几种因素交替、重叠出现会使机体免疫力下降，导致口腔溃疡的频繁发作。

刮痧原理

中医称口腔溃疡为"口疮""口疡"，认为本病多因七情内伤，素体虚弱，外感六淫之邪，致使肝郁气滞，郁热化火，心火炽盛，胃火上攻，心肾不交，虚火上炎熏蒸于口而发病。针对该病时应采取正邪兼顾的方法，通过调整脏腑功能，一方面祛除病邪，另一方面扶助正气，提高人体的免疫机能，达到改善该病的目的。

刮拭头部

特效部位：

下关穴：位于耳前一横指，颧弓下陷处，与下颌切迹所形成的凹陷中，闭口取穴。刺激该穴不仅可以松弛面部神经，缓解疼痛，还能促进面部皮肤、肌肉的血液循环和新陈代谢，促进溃疡愈合。

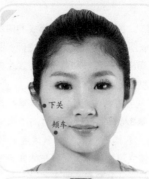

1 用角刮法刮拭面部足阳明胃经，从下关穴到颊车穴。

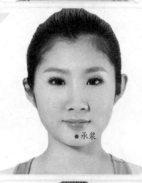

2 用点压法按压承浆穴。

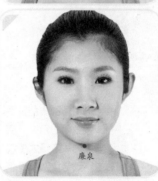

3 用点压法按压廉泉穴。

刮拭躯干

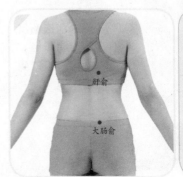

用角刮法刮拭背部膀胱经，从肝俞穴到大肠俞穴。

刮拭四肢

特效部位:

合谷穴:位于手背,第1、2掌骨间,第2掌骨桡侧的中点处。刮拭该穴能疏风解表、通经活络、平肝息风、清热凉血,对于改善肝火旺盛型口腔溃疡有特效。

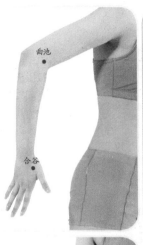

1 用边刮法刮拭手阳明大肠经,从曲池穴到合谷穴。

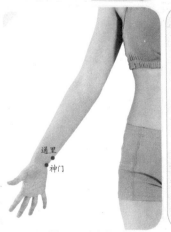

2 用角刮法刮拭手少阴心经,从通里穴到神门穴。

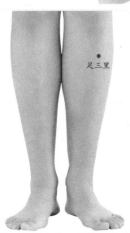

3 用角刮法刮拭双侧足三里穴。

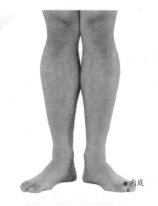

4 用点压法按压双侧内庭穴。

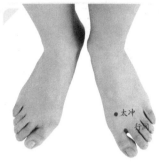

5 用角刮法刮拭足厥阴肝经,从太冲穴到行间穴。

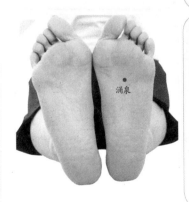

6 用摩擦法刮拭双侧涌泉穴。

保健锦囊

1. 少食或不食辛辣或刺激性食物。

2. 治愈后加强体育锻炼,提高机体对疾病的抵抗力。

3. 多吃一些新鲜蔬菜、水果和富含维生素的食物。

4. 注意生活起居有规律,戒烟酒,避免过度劳累和紧张。

5. 保持心情舒畅和口腔卫生。

眼睛疲劳

眼疲劳会导致视物模糊甚至视力下降，直接影响人们的工作与生活。视疲劳主要是由于我们平时全神贯注看电脑屏幕时，眼睛眨眼次数减少，造成眼泪分泌相应减少，同时闪烁荧屏强烈刺激眼睛而引起的。它会导致人的颈、肩等相应部位出现疼痛，还会引发和加重各种眼病。经调查表明，一半以上的都市白领常常有眼睛疲劳的症状出现，而大量因读书而用眼过度的青少年，更是眼睛疲劳的易患人群。

刮痧原理

中医认为，眼睛出现不适无疑有三个原因：一是情志失调导致肝郁气滞，气血不能上达于目；二是脾胃虚弱目失濡养；三是肾精不足，无法上通于脑，精不养目。刮痧疗法通过刮拭相关穴位和反射区，一方面直接调理眼部血液供应，另一方面调节脏腑，有效解决眼部气血供应不足的问题，缓解眼疲劳。

保健箴言

1. 连续使用计算机1小时以上，应当将眼睛从计算机上移开5~10分钟。

2. 人看近物时，眼睛通常是向内、向下看，因此休息时，尽量让眼睛向左上方和右上方看。

3. 将毛巾用茶水浸湿，敷眼10~15分钟，可有效缓解眼睛疲劳。

4. 眼睛有疲劳之感时，眨眼50次。此法不但有助于清洁眼睛，而且还可达到缓解眼睛疲劳的效果。

刮拭头部

特效部位：

天柱穴：位于后发际正中直上0.5寸，旁开1.3寸，斜方肌外缘凹陷中。刮拭该穴可以促进头部血液循环，提高血液含氧量，为眼睛和大脑提供充足气血，达到缓解视力疲劳和精神疲劳的效果。

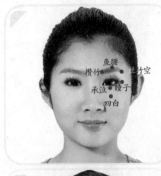

1 用按揉法按揉眼部周围穴位，包括攒竹穴、鱼腰穴、丝竹空穴、瞳子髎穴、承泣穴、四白穴。

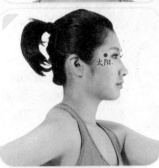

2 用摩擦法刮拭太阳穴。

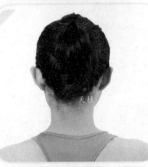

3 用边刮法刮拭天柱穴。

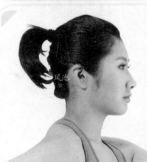

4 用角刮法刮拭双侧风池穴。

刮拭躯干

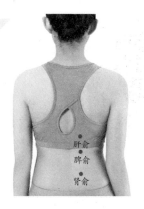

用边刮法刮拭背部膀胱经，重点刮拭肝俞穴、脾俞穴、肾俞穴。

刮拭四肢

特效部位：

光明穴：位于小腿外侧部，外踝尖上5寸，腓骨前缘凹陷处，当趾长伸肌与腓骨短肌之间。刮拭该穴可调肝养目，促进眼周血液循环和水分代谢，改善眼部充血症状，缓解眼部疲劳。

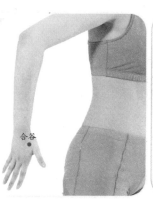

❶ 用摩擦法刮拭双侧合谷穴。

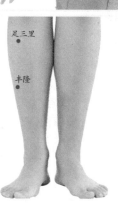

❷ 用边刮法刮拭足阳明胃经，从足三里穴到丰隆穴。

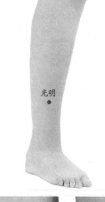

❸ 用角刮法刮拭双侧光明穴。

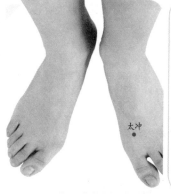

❹ 用点压法按压双侧太冲穴。

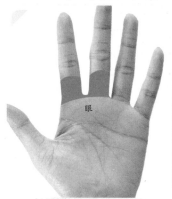

❺ 用角刮法刮拭手掌眼反射区，力度稍大，刮至皮肤微热。

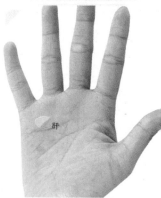

❻ 用摩擦法刮拭手部肝反射区，以透热为度。

颈肩酸痛

　　整日在电脑前工作的人，都会经常感到颈间疼痛，这是因为颈肩部长时间承受整个头部的重量，如果保持一个姿势不动，就会造成局部缺血，出现酸痛症状，加之坐姿不良，酸痛症状就出现得更加频繁。虽然这种疼痛稍加活动就会消失，但如果置之不理，有可能转化成慢性炎症。

刮痧原理

　　颈肩酸痛是由于肩颈部气血瘀滞，颈筋两侧淋巴、血液循环不畅，人体新陈代谢不足，肩背肌肉纠结所致。刮痧疗法可以舒筋通络，活血化瘀，促进颈肩周围淋巴和血液的循环，促进新陈代谢，使原本收缩、僵硬的肌肉松弛，缓解肌肉硬化现象，从而提高人的活动能力。

保健箴言

1. 在每天忙碌的工作中，每隔1个小时左右活动一下颈部，放松肩颈部肌肉，促进血液循环。

2. 睡眠是缓解颈肩酸痛的最好方式，但是要养成良好的睡姿，枕头高度和床的软硬度要尽量合适。

3. 工作时要注意姿势，尽量避免驼背、过分低头，不要伏在桌子上写字，电脑屏幕和眼睛要保持平行。

刮拭头部

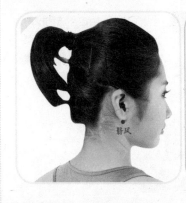
翳风

用点压法按压双侧翳风穴。

刮拭躯干

特效部位：

　　肩井穴：位于肩上，当大椎与肩峰端连线的中点上。该穴是消除肩部问题的要穴。刺激此穴可促进颈肩部的血液循环，加快人体新陈代谢，缓解颈肩部肌肉僵化的现象。

　　天柱穴：位于后发际正中直上0.1寸，左右旁开1.3寸处。刮拭该穴可促进颈肩部和头部的血液、淋巴循环，消除颈肩部的酸痛。

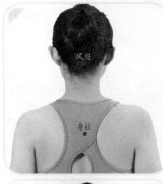
风府　身柱

① 用边刮法刮拭背部督脉，从风府穴到身柱穴，寻找疼痛点进行重点刮拭。

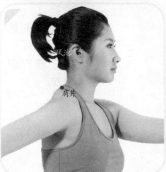
风池　肩井

② 用边刮法刮拭肩颈部足少阳胆经，从风池穴到肩井穴。

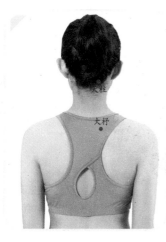

❸ 用边刮法刮拭肩颈部膀胱经，从天柱穴到大杼穴。

❸ 用点压法按压至阴穴。

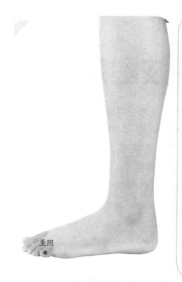

特效部位：

　　隐白穴：位于大脚趾内侧，距趾甲角0.1寸处。隐白穴是足太阴脾经上的重要穴位，刮拭隐白穴有健脾统血、补中益气的功效，可调整颈肩气血循环，缓解肌肉疼痛。

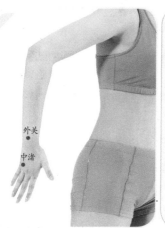

❶ 用边刮法刮拭手少阳三焦经，从外关穴到中渚穴。

❹ 用摩擦法刮拭手部肩关节反射区。

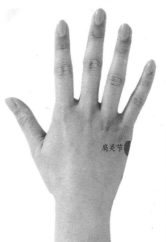

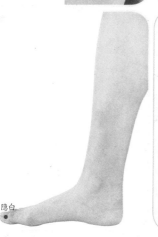

❷ 用点压法按压隐白穴。

❺ 用摩擦法刮拭足部颈反射区。

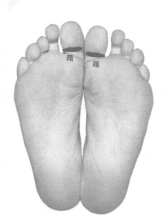

下肢酸痛

日常生活中有一些人会莫名其妙地感到下肢酸痛，像灌了铅一样沉重，而到了医院又查不出器质性损伤，患者也没有关节炎或脑血管疾病的病史。这是下肢长期血液循环不畅导致缺氧造成的。下肢负担着人体的全部重量，时间一长难免"积劳成疾"。该症状虽然大多休息后可以恢复，但若绵延不愈易导致下肢动脉闭塞症，大面积的细胞会因缺氧而坏死，给患者的生活带来极大危害。

刮痧原理

中医认为，肝主筋，肾主骨。下肢出现酸痛沉重症状，往往和肝肾气血不足有关。肾虚则气血运行不畅，身体就容易感染寒邪，风寒湿邪阻滞经络导致下肢气血不畅；肝气虚则筋失所养，导致下肢酸痛、沉重。刮痧疗法可补肾养肝，畅通下肢气血，促进下肢血液循环，改善细胞缺氧状况，消除该症状。

保健箴言

1. 日常饮食注意钙的摄入，多选择牛奶和乳制品等含钙高的食品。
2. 适当进行身体锻炼，但要结合自身身体状况，切忌长时间站立和走路。
3. 睡觉前用热水烫脚，可以有效减轻症状。

刮拭躯干

特效部位：

环跳穴：位于股骨大转子最凸点与骶管裂孔连线的外1/3与中1/3交点处。该穴是胆经和膀胱经的交会穴，而胆经、膀胱经和胃经之筋会于髀枢，环跳穴又正当髀枢，因此刮拭该穴可疏通足三阳经的气血，使下肢气血畅通。

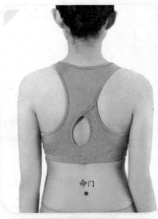

1 用边刮法刮拭背部督脉，重点刮拭命门穴。

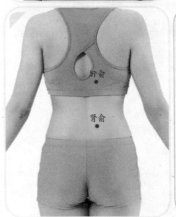

2 用边刮法刮拭背部膀胱经，从肝俞穴到肾俞穴。

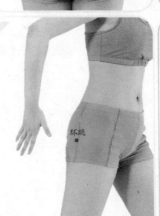

3 用边刮法刮拭双侧环跳穴。

刮拭四肢

特效部位：

膝关穴：位于人体的小腿内侧，当胫骨内上髁的后下方，阴陵泉穴后1寸处，腓肠肌内侧头的上部。该穴的作用是阻挡肝经滞重水湿的上行，刮拭该穴可以祛风、除湿、散寒，对于缓解下肢酸痛症状效果显著。

内外膝眼穴：在髌韧带两侧凹陷处，左右各2穴。刮拭该穴可促进下肢血液循环，既能改善下肢痿软无力，还能缓解膝部疼痛。

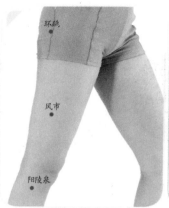

1 用边刮法沿足少阳胆经刮拭大腿外侧，重点刮拭环跳穴、风市穴、阳陵泉穴。

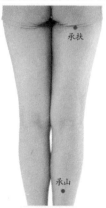

2 用边刮法刮拭足太阳膀胱经，从承扶穴到承山穴。

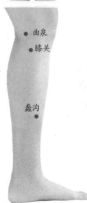

3 用边刮法刮拭足厥阴肝经，从曲泉穴到蠡沟穴，重点刮拭膝关穴。

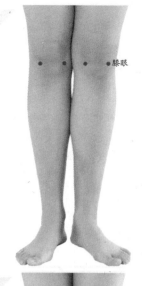

4 用点压法按压双侧膝眼穴。

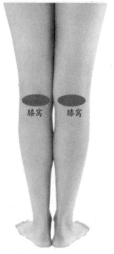

5 用拍打法拍打双腿膝窝。

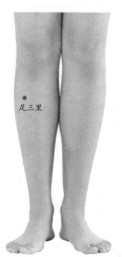

6 用摩擦法刮拭足三里穴。

失眠

　　身体疾病、环境改变、心情焦虑烦躁，以及过多摄入咖啡因和酒精、长期服用安眠药，都会导致睡眠质量严重下降，甚至失眠。睡眠是维持人体生命的重要生理功能。长期失眠会导致神经衰弱、免疫力下降、记忆力衰退、过早衰老等情况，严重时还可能引发高血压、阿尔兹海默症等疾病，以及抑郁、紧张易怒、悲观厌世等不健康情绪。久而久之，这些不良情绪还容易造成精神疾病。此外，儿童失眠会直接影响身体生长发育。

刮痧原理

　　中医将失眠归入"不寐""不得眠"范围，认为此症多由七情所伤，即恼怒、忧思、悲恐、惊吓而导致心肾不交、肝郁化火所致。刮痧疗法可以驱除实邪、养心安神、疏肝解郁、补益肾气，调整大脑中枢神经系统，缓解精神紧张，放松身心，从而保证睡眠质量。

保健箴言

1. 保持积极乐观的情绪是战胜失眠的关键，记住：失眠是可治的。
2. 生活要有规律，养成规律性的生物钟，每天选择最合适的时间和方式就寝。
3. 做适度的运动，每天30~60分钟，但要避免剧烈运动。
4. 晚餐以清淡为主，且用餐时间不宜太迟。
5. 睡前可以喝一杯牛奶，不要喝茶、咖啡、可乐、酒等含有刺激神经中枢成分的饮料。
6. 睡前用热水泡脚。

 刮拭头部

特效部位：

　　百会穴：位于发际正中直上5寸，或两耳尖连线与头顶正中线交点处。刮拭该穴可以促进脑部的血液循环，调节自律神经的紊乱，缓解过度紧张的神经，消除失眠症状。

　　安眠穴：在翳风穴和风池穴的中点。"安眠穴"顾名思义，是改善失眠的经外奇穴，具有安神定志的功效，在改善睡眠质量方面效果显著。

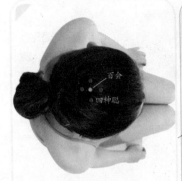

1 用摩擦法刮拭百会穴，然后刮拭四周的四神聪穴。

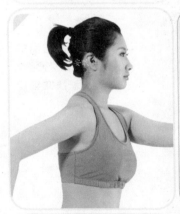

2 用点压法按压安眠穴。

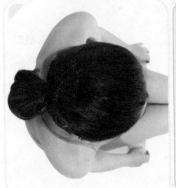

3 用梳刮法按顺序刮拭侧头部、头顶和后头部，对出现疼痛感和结节的部位重点刮拭。

刮拭躯干 特效部位：

大椎穴：位于颈部下端，第7颈椎棘突下凹陷处。大椎穴是手足三阳经和督脉的交会穴，而督脉统率全身阳经，故大椎穴又被称为"阳中之阳"，具有统领一身阳气的作用。适当刮拭大椎穴可振奋阳气，调节全身气血，缓解精神紧张，去除失眠症状。

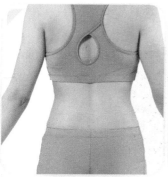

1 用拍打法拍打腰的两侧，以腰部微发热为宜。

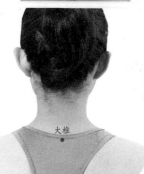

2 用边刮法刮拭背部的大椎穴。

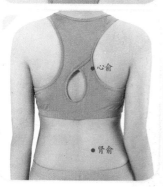

3 用角刮法刮拭从心俞穴到肾俞穴的膀胱经。

刮拭四肢 特效部位：

三阴交穴：在小腿内侧，当足内踝尖上3寸处，胫骨内侧缘后方。该穴是人体的养生大穴，具有调节全身气血的作用，刮拭此穴可以交通心肾、宁心安神，有效缓解失眠，帮助提高睡眠质量。

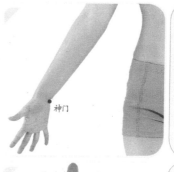

1 用点压法按压双侧神门穴。

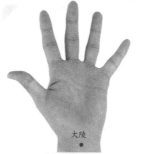

2 用点压法按压大陵穴。

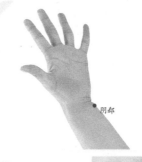

3 用点压法按压阴郄穴。

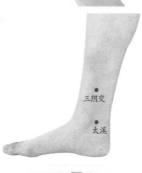

4 用点压法按压三阴交和太溪穴。

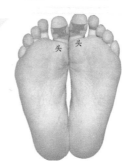

5 睡前用边刮法刮拭足底，直到足底发热，重点刮拭足底头部反射区。

健忘

　　健忘症就是大脑的思考能力暂时出现了障碍，多见于中老年人，目前出现低龄化趋势。除年龄原因外，持续的压力和紧张产生的脑细胞疲劳，以及过度吸烟、饮酒、缺乏维生素等都会诱发健忘症。健忘症不仅对日常工作和生活产生诸多不利影响，还会导致一些心理疾病。

刮痧原理

　　中医认为，心肾不足、脾失运化，气血不能上荣于脑，脑髓失养导致健忘。刮痧疗法通过刮拭相关经络和穴位，可益气养血，养精填髓，改善脑部气血运行，延缓大脑衰老，消除健忘症。

保健箴言

1. 经常用脑可以使人的记忆力保持在良好的状态。如下象棋、围棋，可以使大脑精力集中，脑细胞处于活跃状态。另外，适当有意识地记一些东西，如喜欢的歌词等，对提高记忆力也很有帮助。

2. 保持良好情绪，使机体的生理代谢处于最佳状态，从而反馈性地增强大脑细胞的活力。

3. 经常参加体育锻炼能促进脑细胞代谢，使大脑功能得以充分发挥，延缓大脑老化。

 刮拭头部

特效部位：

　　百会穴：当前发际正中直上5寸，两耳尖连线与头顶正中线交点处，用指尖按压有轻微的疼痛感。该穴与脑部密切联系，是调节大脑功能的关键穴位。刺激该穴可促进脑部血液流动，缓解大脑供氧不足，从而缓解健忘症状。

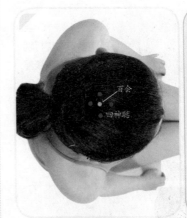

1 用摩擦法刮拭百会穴和四神聪穴。

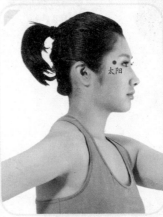

2 用点压法按压双侧太阳穴。

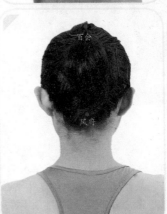

3 用边刮法刮拭头部督脉，从百会穴到风府穴。

刮拭躯干

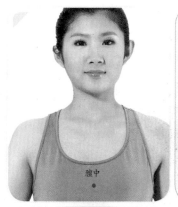

1 用角刮法刮拭膻中穴。

膻中

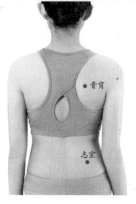

2 用角刮法刮拭膏肓穴、志室穴。

膏肓

志室

刮拭四肢

特效部位：

神门穴：位于手腕和手掌关节处，小指那一侧的腕横纹中。刮拭该穴有畅通经络、镇静安神的作用，可有效改善记忆力下降。

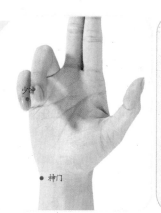

1 用边刮法刮拭手少阴心经，从神门穴到少冲穴。

少冲

神门

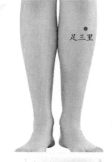

足三里

2 用角刮法刮拭足三里穴和太溪穴。

太溪

3 用摩擦法刮拭足底涌泉穴。

涌泉

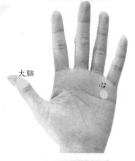

4 用摩擦法刮拭手部大脑、心反射区，以感觉发热为宜。

大脑

心

5 用摩擦法刮拭整个足底。

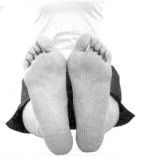

6 用边刮法刮拭足部心、肾、输尿管、膀胱反射区。

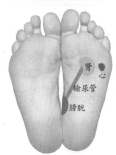
肾
心
输尿管
膀胱

抑郁

抑郁是一种以情绪低落为主的精神状态，常常伴有悲观、失望、活动能力减退、认知功能迟缓，以及头痛、失眠、健忘、胸肋疼痛等生理机能障碍。抑郁使人精力减退、心神不安、身体机能下降，给工作和生活带来诸多麻烦。需要说明的是，抑郁不同于抑郁症，前者经过自我心理调节、刮痧可迅速缓解，后者则需要抗抑郁药物进行治疗。抑郁长期发展下去，可能会导致抑郁症。

刮痧原理

抑郁可以归属于中医"郁证"的范畴，多由情志不畅、气机郁滞所致。中医认为，肝主情志和疏泄，肝气郁结、疏泄失职、五脏气机失常会造成情志不畅，由此导致抑郁；肝气郁结还会导致脾失运化、气血生化乏源、心神失守等后果。刮痧疗法可以疏肝解郁、补益心脾、安神静心，从而有效缓解抑郁。

保健箴言

1. 保持安静的环境非常重要，尤其是当患者处于狂躁期时。不要和患者进行有敌意的谈话，不要聚会或长时间看电视、电影，以尽量避免刺激患者加重病情。
2. 充足的睡眠和有规律的生活可以防止此病的发作。
3. 家人的关爱对患者的康复非常重要，尤其是对有自杀倾向的患者。

刮拭头部 特效部位：

太阳穴：位于眉梢与外眼角之间，向后移1寸凹陷处。刮拭该穴可以给大脑良性刺激，能够解除疲劳、振奋精神、止痛醒脑、保持注意力的集中，从而消除抑郁。

百会穴：当前发际正中直上5寸，或两耳尖连线与头顶正中线交点处。刮拭此穴可促进大脑血液循环，活跃脑细胞，调动情绪，愉悦心情。

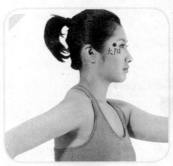

1 用点压法按压双侧太阳穴。

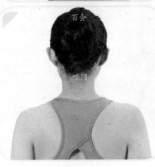

2 用边刮法刮拭头部督脉，从百会穴到哑门穴。

刮拭躯干 特效部位：

气海穴：位于人体下腹部，脐下1.5寸处。刮拭该穴可补肾虚、益元气，调整自律神经的紊乱，安定精神，对消除神经质、焦躁、情绪低沉等症状有显著效果。

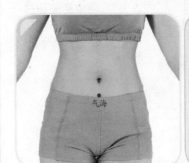

1 用边刮法刮拭腹部任脉，重点刮拭气海穴。

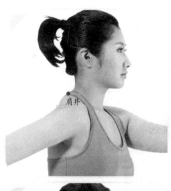

2 用按揉法按揉双侧肩井穴。

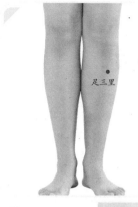

3 用角刮法刮拭双侧足三里穴。

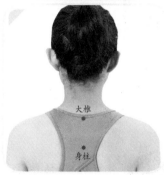

3 用边刮法刮拭背部督脉，从大椎穴到身柱穴。

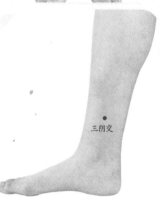

4 用摩擦法刮拭两侧三阴交穴。

特效部位：

少冲穴：在小指末节桡侧，距指甲角约0.1寸处。刮拭该穴可刺激大脑皮层，消除不良情绪，进而缓解并治愈抑郁。

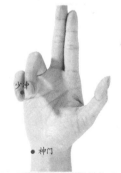

1 用边刮法刮拭手少阴心经，从神门穴到少冲穴。

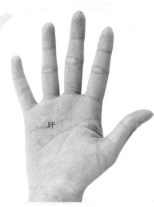

5 用摩擦法刮拭手部的肝反射区。

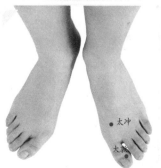

2 用边刮法刮拭足厥阴肝经，从太冲穴到大敦穴。

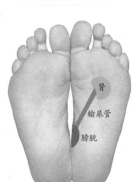

6 用边刮法刮拭足底，重点是肾、膀胱、输尿管反射区。

焦虑

　　焦虑主要表现为没有事实根据、也无明确客观对象和具体观念内容的持续性精神症状，如紧张、担忧、不安全感以及发作性惊恐状态，如小动作增多、坐卧不宁，或激动哭泣，常常伴有自主神经功能失调表现，如头晕、胸闷、心悸、呼吸困难、口干、尿频、尿急等症状，严重的会引发焦虑症。现代人产生焦虑的原因很多，激烈竞争、超负荷工作、人际关系紧张或个性内向、羞怯等都可导致焦虑，给人们的生活和工作带来不便。

刮痧原理

　　中医将焦虑归于神志不畅，主要原因是情志不畅而导致脏腑失调，肝郁化火则易怒，肝不藏血则气衰，经络不畅导致心肾不交、肾水亏虚则易惊恐。刮痧疗法可以疏肝理气、滋阴补肾、平息肝火，使心肾相交、调和阴阳，达到舒缓情绪、抚平焦虑的目的。

保健箴言

1. 当你感到焦虑时，你的脉搏会加速，呼吸也会加快。而深呼吸可以迫使你减缓呼吸频率，使自己相信焦虑已过去。

2. 学会调节情绪和自我控制，培养广泛的兴趣和爱好，使心情舒畅。

3. 安排合理的作息时间，保证充足睡眠，经常参加体育活动，有助于放松肌肉和神经，缓解焦虑。

刮拭头部　特效部位：

　　风池穴：位于枕骨下入发际1寸，胸锁乳突肌与斜方肌上端之间的凹陷处。刮拭该穴能通经活络、清头明目，对缓解精神压力很有帮助。

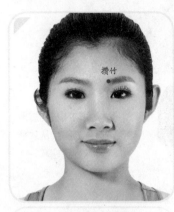

① 用摩擦法刮拭攒竹穴。

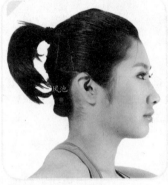

② 用摩擦法刮拭双侧风池穴。

刮拭躯干　特效部位：

　　章门穴：位于人体的侧腹部，当第11肋游离端的下方。该穴是八会穴之脏穴，是肝经与胆经交会穴。刮拭该穴能疏肝利胆，调节情志。

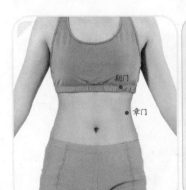

① 用边刮法刮拭腹部足厥阴肝经，从期门穴到章门穴。

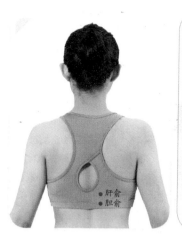

2 用角刮法刮拭背部膀胱经，重点刮拭肝俞穴、胆俞穴。

肝俞
胆俞

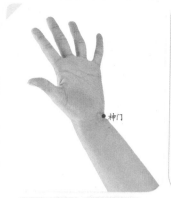

3 用摩擦法刮拭双侧神门穴。

神门

刮拭四肢

特效部位：

　　神门穴：位于手腕和手掌关节处小指那一侧的腕横纹中。刮拭此穴有镇静安神、疏通心气、畅通经络的作用，对焦虑及其引起的头痛、头晕等有很好的效果。

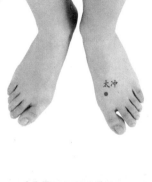

4 用摩擦法刮拭双侧太冲穴。

太冲

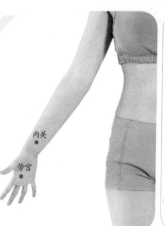

1 用角刮法刮拭手厥阴心包经，从内关穴到劳宫穴，重点刮拭内关穴。

内关
劳宫

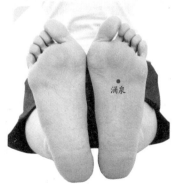

5 用摩擦法刮拭双侧涌泉穴。

涌泉

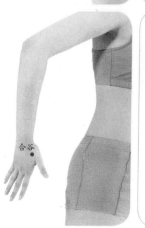

2 用点压法按压合谷穴，以感觉酸胀为宜。

合谷

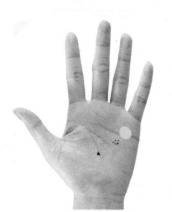

6 用摩擦法刮拭手掌的心反射区。

心

易怒

　　生活中有的人很容易发怒，走到哪里就把紧张的情绪带到哪里，因此在人际关系上经常遇到麻烦。而周围的人都只知道此人脾气大，却很少想到此人很可能是患了一种疾病，因为易怒的人往往还同时表现出频频叹气、胸胁胀痛或串痛等症状。中医将这种症状称为"善怒"。

刮痧原理

　　中医理论认为，"肝为刚脏，喜条达而恶抑郁，在志为怒"，因此易怒症状主要与肝有关。肝郁气滞、肝火上炎、脾虚肝乘都会使人容易发火。刮痧疗法可以疏肝理气、平肝降火，同时健脾益气，逐渐减轻易怒症状。

保健箴言

1. 多吃水果和蔬菜，尤其多吃猕猴桃，有助于情绪愉悦；少吃肉类。
2. 注意精神调养，培养乐观情绪，保持内心宁静，可多参加郊游、登高赏景等室外活动以丰富生活，保持心情舒畅。

刮拭躯干

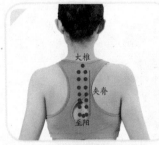

大椎　夹脊　至阳

❶ 用边刮法刮拭背部督脉，从大椎穴到至阳穴，然后用角刮法刮拭水平位置的夹脊穴。

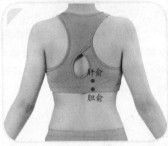

肝俞　胆俞

❷ 用角刮法刮拭背部膀胱经，从肝俞穴到胆俞穴。

刮拭四肢

特效部位：

　　太冲穴：位于足背侧，当第1、2跖骨结合部之前凹陷处。该穴又称"消气穴"。刮拭该穴可以疏肝理气、平抑肝火、镇静安神，有效控制易怒的情绪。

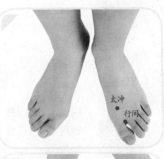

太冲　行间

❶ 用边刮法刮拭足厥阴肝经，从太冲穴到行间穴。

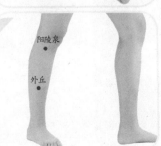

阳陵泉　外丘

❷ 用边刮法刮拭足少阳胆经，从阳陵泉穴到外丘穴。

牙齿不坚

　　牙齿是人体至关重要的组成部分，它嵌入上、下颌骨牙槽内，分别排列成上牙弓和下牙弓，具有咬切和磨碎食物、辅助发音的作用。孩子们的牙齿常常被蛀蚀；老人们的牙齿会出现缝隙，吃东西使不上力；还有的人未到50岁，牙齿就已经开始松动了。其实这都是牙齿不坚固的表现。牙齿不坚固，不但会给日常进食带来不便，还会导致牙痛等症状，使人痛苦不堪。

 刮痧原理

　　中医认为，"肾主骨，齿为骨之余"，肾虚则牙齿松动，容易脱落。另外"足阳明胃经循行入齿"。因此，刮痧疗法保养牙齿，一方面以调理肾脏为中心，另一方面刮拭足阳明胃经的相关穴位，使牙龈的气血通畅，保证牙齿的健康。

 保健箴言

1. 饮食中要注意对牙齿的保护，避免过冷、过热、过酸的食物对牙齿的刺激。
2. 养成每次进食后漱口的习惯。
3. 每天早晚各刷一次牙，并要养成习惯，同时要掌握正确的刷牙方法，尽量以上下方向刷牙，不是左右方向。
4. 经常叩齿有助于牙齿坚固。

 刮拭头部

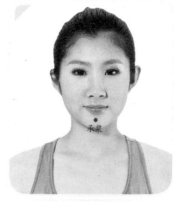

① 用点压法按压承浆穴。

承浆

② 用边刮法刮拭面部足阳明胃经，从下关穴到大迎穴。

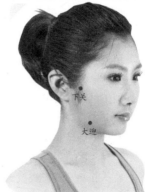

下关

大迎

 刮拭躯干

用角刮法刮拭背部膀胱经，从胃俞穴到肾俞穴。

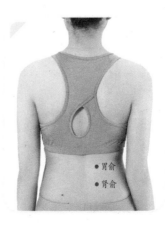

● 胃俞
● 肾俞

手足怕冷

有一些人总是比别人更怕冷，尤其到了冬天，总觉得四肢冰凉，无法安心享受冬日里雪花纷飞时的那份浪漫与惬意。其实手足怕冷是一种亚健康症状，是由于手脚等末梢部位血流不畅引起的，多见于体型瘦弱的女性。该症状具体表现为手脚凉、腰酸痛、腿怕风、胃容易受寒、难以入眠等。另外，还常伴有诸如头痛、气喘、血压低、排尿不畅、汗多等症状。

刮痧原理

中医将这种症状称为"畏寒症"，认为"阳虚则外寒"。人体阳气衰微，气血不足，卫阳不固，不能温煦肌肉以抵抗外来寒邪的侵袭，人就特别容易怕冷。此外，寒凝经脉，气滞血瘀，往往也会引起手脚冰冷、麻木等现象。刮痧疗法可以补肾壮阳、生化气血、祛风散寒、舒筋活络，增强人体造血功能，促进血液循环畅通，从而消除手脚怕冷症状。

保健箴言

1. 睡前可用热水浸泡手脚，以促进末梢血液循环，帮助入睡。

2. 维生素E能够扩张末梢血管，有利于促进末梢血液循环。因此手脚冰冷的患者可以多吃些富含维生素E的水果和蔬菜等食物。

3. 适当运动，如快步走、打太极拳等。

刮拭躯干

特效部位：

气冲穴：位于脐下5寸，前正中线旁开2寸处。该穴下边有一跳动的动脉，按揉该穴，腿脚会有热气下流的感觉，对促进腿部血液循环很有益处。

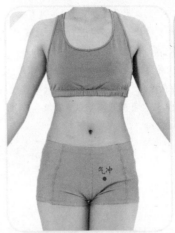

① 用摩擦法刮拭双侧气冲穴。

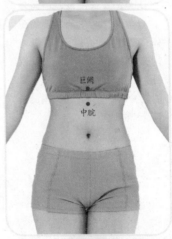

② 用边刮法刮拭腹部任脉，从巨阙穴到中脘穴。

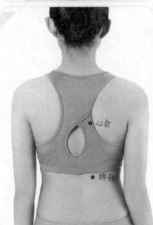

③ 用边刮法刮拭背部膀胱经，从心俞穴到脾俞穴。

刮拭四肢

特效部位:

少泽穴:小指末节尺侧,距指甲角0.1寸处。适当刺激少泽穴可促进末梢血液循环,改善手脚冰冷现象。

阳池穴:位于腕背横纹中,当指伸肌腱的尺侧缘凹陷处。该穴是支配全身血液循环的重要穴位,刮拭该穴可迅速畅通血液循环,暖和身体。

涌泉穴:正坐或仰卧,跷足,足底前部凹陷处,第2、3趾趾缝纹头端与足跟连线的前1/3处。中医认为,人体诸多经脉都汇聚于足底,因此足底与全身各脏腑、组织、器官都有密切关系。适当刺激涌泉穴,可补肾壮阳、强筋壮骨,促进全身血液循环,减轻手脚冰凉症状。

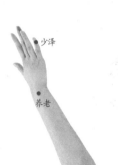

1 用边刮法刮拭手太阳小肠经,从养老穴到少泽穴。

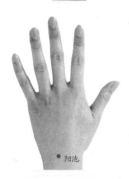

2 用角刮法刮拭双侧阳池穴。

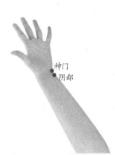

3 用边刮法刮拭手少阴心经,从阴郄穴到神门穴。

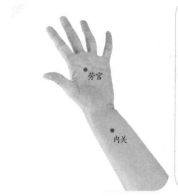

4 用角刮法刮拭手厥阴心包经,从内关穴到劳宫穴。

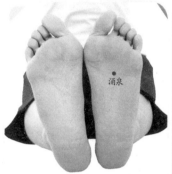

5 用摩擦法刮拭涌泉穴。

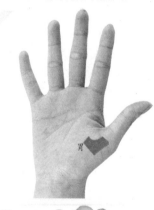

6 用边刮法刮拭整个手掌,重点刮胃反射区。

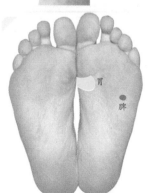

7 用边刮法刮拭整个足底,以皮肤透热为宜,重点刮脾、胃反射区。

晕动症（晕车、晕船、晕机）

晕动症即晕车、晕船、晕机，以及由于各种原因引起的摇摆、颠簸、旋转、加速运动等所致不适反应的统称。人们在搭乘交通工具时常会前后摇晃，使内耳前庭平衡感受器受到过度刺激，产生过量生物电，影响神经中枢，导致交感神经过度兴奋，从而出现一系列不适症状。

症状表现

本病常在乘车、航海、飞行数分钟至数小时后发生。初时感觉上腹不适，继而出现恶心、面色苍白、出冷汗，旋即出现眩晕、精神抑郁、唾液分泌增多和呕吐，伴有血压下降、呼吸深而慢、眼球震颤。症状一般在停止运行或减速后数十分钟至几小时内消失或减轻，也可能持续数天后才逐渐恢复，并伴有精神萎靡、四肢无力，重复运动或加速运动后，症状又可再度出现。

刮痧原理

中医认为，晕动症状的出现是由于"胃气上逆"所致。刮痧疗法通过刮拭相关穴位和反射区，可有效调节肠胃功能和神经中枢，健脾和胃、调和胃气，抑制过度兴奋的交感神经，缓解该病一系列症状。

刮拭头部　特效部位：

印堂穴：在额部，当两眉头间连线与前正中线之交点处，指尖按压有酸胀感。刺激该穴能疏理气机、健脾和胃、升清降浊，缓解晕动症的一系列不适症状。

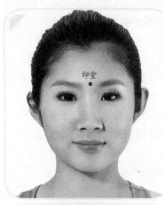

❶ 用点压法按压印堂穴。

❷ 用边刮法刮拭头部督脉，从百会穴到风府穴。

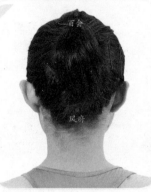

刮拭躯干　特效部位：

鸠尾穴：位于脐上7寸，剑突下0.5寸处。症状来临时刺激该穴，对于缓解呕吐症状有立竿见影之效。

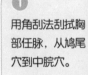

❶ 用角刮法刮拭胸部任脉，从鸠尾穴到中脘穴。

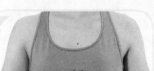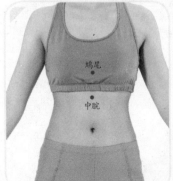

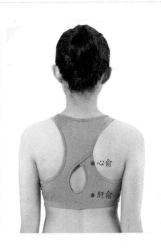

2 用角刮法刮拭背部膀胱经，从心俞穴到肝俞穴。

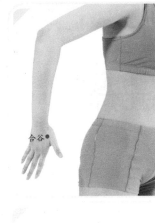

3 用摩擦法刮拭双侧合谷穴。

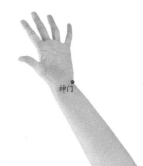

4 用点压法按压双侧神门穴。

刮拭四肢

特效部位：

内关穴：位于前臂掌侧，掌长肌腱与桡侧腕屈肌腱之间，腕横纹上2寸处。刮拭该穴可以调节人体中枢神经，缓解恶心、呕吐、头痛等多种不适症状，是改善晕车、晕船的最常用方法。

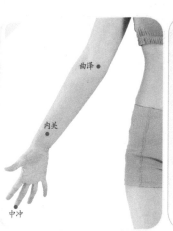

1 用边刮法刮拭手厥阴心包经，从曲泽穴到中冲穴，重点刮拭内关穴。

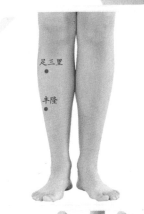

5 用边刮法刮拭足阳明胃经，从足三里穴到丰隆穴。

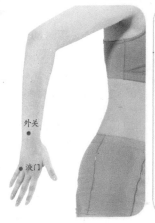

2 用边刮法刮拭手少阳三焦经，从外关穴到液门穴。

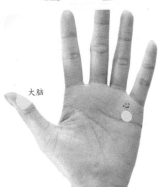

6 用角刮法刮拭手掌心、大脑反射区。

刮痧调理脏腑

养心安神，让生命动力源源不断

《黄帝内经》有云："心者，君主之官，神明出焉。"可见，在人体内，心的地位就好比君主，人的聪明智慧都是从心生出来的。

中医认为，心的主要功能是主血和藏神。"心主血"是指心气能够推动血液运行、调控脉道的舒缩，保证血流通畅，并将营养物质输送至五脏六腑、四肢百骸、肌肉官窍，维持其正常的功能。"心主藏神"包括主宰五脏六腑的生理活动和人的精神意识和思维活动。

刮痧原理

所谓"心动则五脏六腑皆摇"，因此中医养生历来以养心为先。心为气血所充养，因而在采用刮痧疗法养心安神时，当以养血益气、调理气血运行为主。心经是体现和调节心脏功能的经络，因此传统的刮痧疗法主要通过刮拭心经上的主要穴位来调补心气。此外，心包经是心经的"护卫"，小肠经与心经相表里，刮拭这两条经络上的主要穴位，疏通经络，使淤阻在心脉中的浊气下行，也对心脏能够起到一定的养护作用。

刮拭躯干

特效部位：

心俞穴：在第5胸椎棘突下，旁开1.5寸处。该穴是脏腑中心的精气在背部输注之所。刮拭该穴可通调气血，保障心脏的气血供应，从而达到养心安神、调节心脏功能、保养心脏的作用。

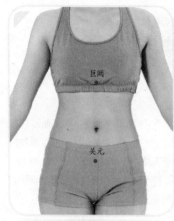

1 用边刮法刮拭腹部任脉，从巨阙穴到关元穴。

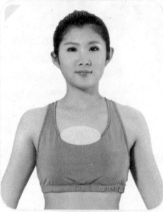

2 用边刮法从内向外刮拭胸部的心脏对应区域。

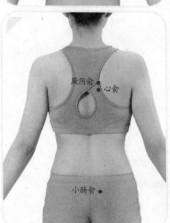

3 用边刮法刮拭背部膀胱经，重点刮拭厥阴俞穴、心俞穴、小肠俞穴。

特效部位：

　　郄门穴：位于腕横纹上5寸处，在桡侧腕屈肌腱与掌长肌腱之间。该穴是心包经经气出入之门户，对心脏功能有调整作用，能有效改善冠心病、心绞痛等心脏疾病。刮拭该穴可宁心安神，有效改善心脏供血状况，从而养护心脏。

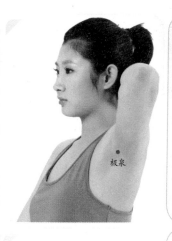

① 用点压法按压双侧极泉穴。

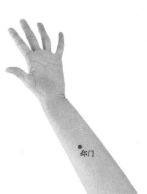

② 用摩擦法刮拭郄门穴。

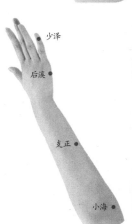

③ 用边刮法刮拭手太阳小肠经，从小海穴经支正穴、后溪穴到少泽穴。

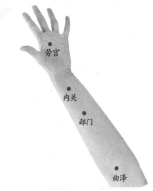

④ 用边刮法刮拭手厥阴心包经，从曲泽穴经郄门穴、内关穴到劳宫穴。

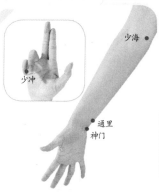

⑤ 用边刮法刮拭手少阴心经，从少海穴经通里穴、神门穴到少冲穴。

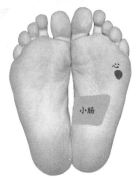

⑥ 用边刮法刮拭整个足底，重点用按揉法按揉足底心、小肠反射区。

保健箴言
1. 饮食上应以"三低"——低热量、低脂肪、低胆固醇为标准，多吃水果，戒烟戒酒。
2. 养成健康的生活习惯。生活有规律，心情愉快，避免情绪激动和过度劳累。

疏肝理气，强化排毒功能

《黄帝内经》有云："肝者，将军之官，谋虑出焉。"即肝脏像将军一样，运筹帷幄，肝脏功能正常与否，决定着一个人的思维能力状况。

中医认为，肝的主要功能包括疏泄和藏血两个方面。"肝主疏泄"是指肝能够疏通、宣泄全身气机，从而推动血液和津液正常运行。"肝藏血"是指肝能贮藏血液并调节血量，使人体活动时血液由肝脏供应给四周，休息时把回流至肝脏的血液贮存起来。

刮痧原理

中医认为，肝失疏泄，则易气郁、气火上扰，因而在采用刮痧疗法养肝护肝时，当以疏肝理气、清肝降火、促进肝脏的气血循环、保持全身气机通畅为主。肝经是体现和调节肝脏功能的经脉，因此传统的中医刮痧疗法主要通过刮拭肝经上的主要穴位来养护肝脏。此外，肝肾同源，肾为母，肝为子，因而刮拭肾经的相关穴位也能起到疏肝解郁、调理肝脏的作用。

保健箴言

1. 中医有"春宜养肝"之说。春季风力较大，气候干燥，多补水，可以平肝火，祛肝热，减少肝脏的损害。
2. 饮食上以清淡平和、营养丰富为宜，同时要保持营养均衡，多进食新鲜绿色食品。
3. 少饮酒。酗酒对肝脏伤害极大，甚至会造成酒精中毒，危及生命。
4. 肝喜条达，生气发怒易导致肝脏气血淤滞不畅，引发疾病。因此保持愉快的心情，对保养肝脏来说意义重大。

刮拭躯干

特效部位：

肝俞穴：位于脊椎两旁，当第9胸椎棘突下，旁开1.5寸。该穴位于人体肝脏附近，具有活跃肝脏功能的作用。肝脏的水湿风气由此穴外输膀胱经，故有清热凉血、疏肝理气的功效，是养肝护肝的最有效穴位。

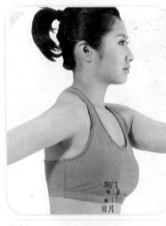

1 用边刮法从内向外刮拭左侧肋部，重点刮拭肝经的期门穴，胆经的日月穴。

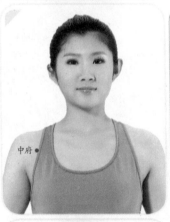

2 用摩擦法刮拭前胸中府穴。

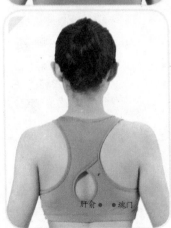

3 用角刮法刮拭背部膀胱经，重点刮拭肝俞穴，以及与之平行的魂门穴。

刮拭四肢

特效部位:

太冲穴:在足背侧,当第1、2跖骨结合部之前凹陷处。该穴是足厥阴肝经经气的传输穴,不管是肝火、肝阳,还是肝气、肝风,都可按其泻之。刮拭该穴有平肝息风、舒筋活络、疏肝理气的作用,可强化肝功能,增强肝脏解毒能力。

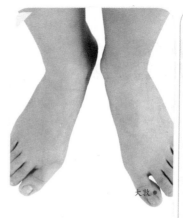

❹ 用摩擦法刮拭大敦穴。

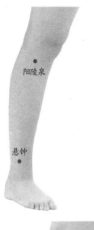

❶ 用边刮法刮拭足少阳胆经,从阳陵泉穴到悬钟穴。

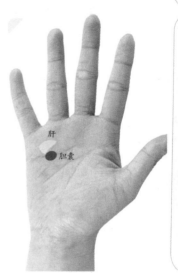

❺ 用摩擦法刮拭手部肝、胆囊反射区,以感觉酸胀为宜。

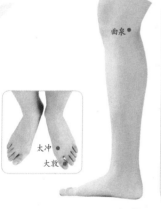

❷ 用边刮法刮拭足厥阴肝经,从曲泉穴经太冲穴到大敦穴。

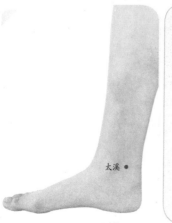

❸ 用摩擦法刮拭双侧太溪穴。

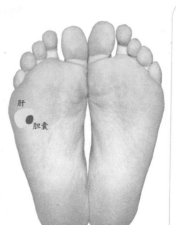

❻ 用摩擦法刮拭足底肝、胆囊反射区,以皮肤透热为宜。

健脾除湿，让气血营养全身

《黄帝内经》有云："脾者，谏议之官，知周出焉。"脾位于人体中央，四方兼顾，周围脏器若出现问题，脾能够最早发现。

中医认为，脾主要的生理功能是运化和统血。"脾主运化"，包括运化水谷和运化水液。食物只有经过脾的运化才能成为精微物质，而且精微物质和水液只有经过脾的运化和转输才能布散至全身，滋养全身。"脾统血"是指脾气可统摄、控制血液，使之循行于脉内而不溢出。

刮痧原理

中医认为，脾功能的正常有赖于气、血、阴、阳的调和。中医常将脾胃作为一个整体，因此保养脾脏的刮痧法当脾胃兼顾，以养胃健脾为关键。脾经是体现和调节脾腑功能的经脉，传统的刮痧疗法主要通过刮拭脾经上的主要穴位来增强脾脏运转水湿的功能。此外，脾经与胃经相表里，适当刮拭胃经上的穴位对健脾和胃也有很好的功效。

保健箴言

1. 饮食不可太寒凉。
2. 居住环境不可太潮湿，要做到通风、防潮。

刮拭躯干

特效部位：

脾俞穴：位于背部，当第11胸椎棘突下，旁开1.5寸处。该穴是脾的保健穴，也是保养脾脏的首选穴位。适度刺激脾俞穴可达到益气健脾、清热利湿、和胃降逆的功效。

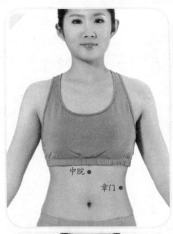

1 用边刮法刮拭左侧上腹部，从中脘穴向左刮至章门穴。

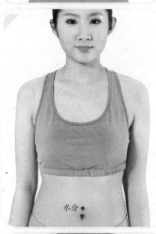

2 用摩擦法刮拭水分穴。

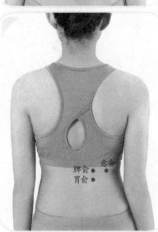

3 用边刮法刮拭背部膀胱经，从脾俞穴到胃俞穴，以及与脾俞穴平行的意舍穴。

刮拭四肢

特效部位：

　　公孙穴：在足内侧，第1跖骨基底部的前下方赤白肉际处。该穴是脾经和冲脉的能量汇聚点和调控中心，刮拭该穴可健脾化痰、和中消积，从而达到调理脾脏的目的。

　　太白穴：位于足内侧缘，当足大趾本节后下方赤白肉际凹陷处。该穴能较好地补充脾经经气的不足，是脾经经气的供养之源。刮拭该穴可有效健脾除湿、和胃调中，增强脾胃功能。

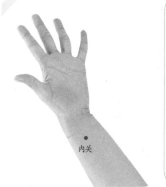

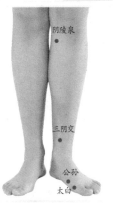

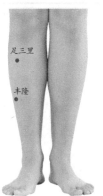

① 用摩擦法刮拭双侧内关穴。

② 用边刮法刮拭足太阴脾经，从阴陵泉穴到三阴交穴，然后刮拭公孙穴、太白穴。

③ 用边刮法刮拭足阳明胃经，从足三里穴到丰隆穴。

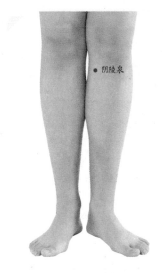

④ 用摩擦法刮拭阴陵泉穴。

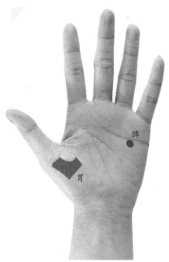

⑤ 用角刮法刮拭手部脾、胃反射区。

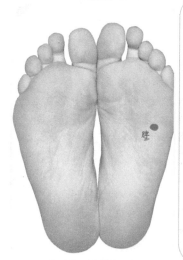

⑥ 用摩擦法刮拭足底脾反射区。

润肺益气，防止病气乘虚而入

《黄帝内经》有云："肺者，相傅之官，治节出焉。"肺脏就像人体的宰相一样，协助五脏六腑之君——心来调节气血运行，沟通和营养各个脏腑。

中医认为，肺是体内外气体交换的场所，并主持全身之气的生成，调节其升降出入。肺还能疏通和调节水液的输布、运行和排泄，并且辅助心气来推动和调节血脉的运行。肺叶娇嫩，容易受风邪侵袭。生活中，空气污染、长期吸烟等因素都易伤害肺，故常为肺做"养护"是很有必要的。

刮痧原理

从中医角度来看，引起肺部不适的原因主要是寒邪伤肺之阳气、燥邪伤肺之阴液。因此，保养肺脏，应当以生津润肺、养阴清燥、疏风解表、祛除肺内外邪为关键。肺经是体现和调节肺脏功能的经脉，因此传统的刮痧疗法主要通过刮拭肺经上的主要穴位来养肺润燥。此外，刮拭人体前胸部的一些重要穴位，适当调理人体气机，也能达到一定的润肺益气的功效。

保健箴言

1. 中医认为，秋季燥气当令，是养肺的季节。饮食应以"滋阴润燥，少辛增酸"为原则，多吃玉米、黄豆、冬瓜、藕、海参、梨等。

2. 坚持户外锻炼，慢跑、爬楼梯等全身运动都是较好的选择，长期坚持不仅可以改善肺脏功能，还能增强体质。

3. 多呼吸新鲜空气，避免不良刺激，如烟草、空气污染、油烟、异味等。

4. 心态方面要做到"精神内守，不急不躁"，保持宁静。

刮拭躯干

特效部位：

肺俞穴：在第3胸椎棘突下，旁开1.5寸处，即距离风门穴1节脊骨宽的下方。该穴是肺脏在背部的精气转输之所，刮拭该穴能够调节肺脏功能，使人体气血阴阳维持动态平衡。

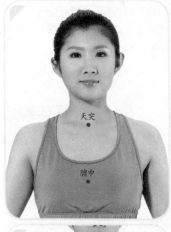

天突
膻中

❶ 用角刮法刮拭胸部任脉，从天突穴到膻中穴。

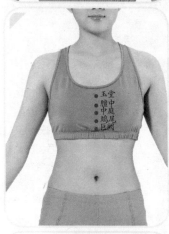

玉堂
膻中
中庭
鸠尾
巨阙

❷ 以任脉为中心，用边刮法从内向外刮拭整个胸部，重点刮拭玉堂穴、膻中穴、中庭穴、鸠尾穴和巨阙穴。

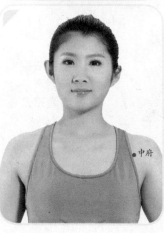

中府

❸ 用角刮法刮拭双侧中府穴。

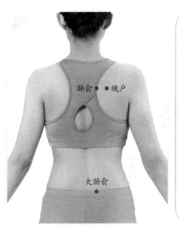

4 用角刮法刮拭背部膀胱经，重点刮拭肺俞穴、大肠俞穴，及与肺俞穴平行的魄户穴。

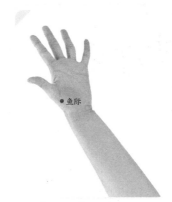

3 用摩擦法刮拭手掌鱼际穴。

刮拭四肢

特效部位：

列缺穴：位于前臂桡骨茎突上方，腕横纹上1.5寸处。列缺穴是手太阴肺经的络穴，刮拭此穴可以疏风解表、宣肺理气、化痰止咳、利咽消肿，增强肺脏功能，预防各种肺部疾病。

4 用点压法按压列缺穴，以感觉酸胀为宜。

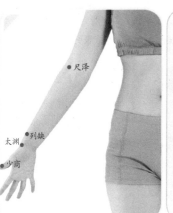

1 用边刮法刮拭手太阴肺经，从尺泽穴经列缺穴、太渊穴到少商穴。

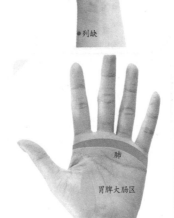

5 用摩擦法刮拭手掌的肺反射区、胃脾大肠区。

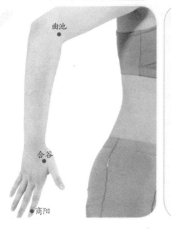

2 用边刮法刮拭手阳明大肠经，从曲池穴经合谷穴到商阳穴。

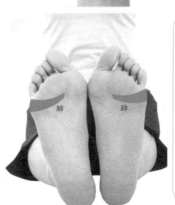

6 用边刮法刮拭足底肺反射区，力度稍大，以皮肤发热为宜。

强肾培元，补益先天之本

《黄帝内经》有云："肾者，作强之官，伎巧出焉。"即肾脏可以使人强壮矫健，人的智力和技巧都是从肾脏产生的。

中医认为，肾藏精，主生长发育和生殖、主水液。"肾藏精"指肾可贮存精气，防止其流失。"肾主生长发育"指人的生长发育和肾中精气的盛衰密切相关。"肾主生殖"指肾精充盛后女子会月经来潮，男子会排精。"肾主水液"指肾能调节水液代谢。

 刮痧原理　古人说：肾脏有补而无泻。这是说肾脏总是会显得亏虚，而不是过于强壮。传统的中医理论认为，两肾之中储存着人体重要的元气，补益肾脏等同于补益元气。肾经是体现和调节肾脏功能的经脉，因此传统的刮痧疗法主要通过刮拭肾经上的主要穴位来滋阴壮阳，使肾气健旺。此外，适当刮拭督脉，也能激发肾脏的先天之气。因为督脉是诸阳之会，人体阳气借此宣发，疏通督脉，对人体元气的生发大有裨益。

 保健箴言
1. 饮食上不要过多的进食高蛋白、高钠食物，适量饮水，每天饮水量在1.5~2升。
2. 避免滥用药物。滥用药物会对肾脏造成损害。
3. 参加有氧运动，适当锻炼身体，在阳光下多做运动多出汗，有助于预防肾脏疾病。

 刮拭头部　特效部位：

承浆穴：位于人体的面部，当颏唇沟的正中凹陷处。刮拭该穴可以提高肾脏机能，补益肾气，有固本培元的功效。

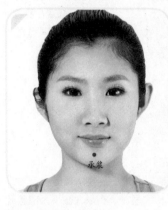
承浆

用点压法按压承浆穴。

 刮拭躯干　特效部位：

肾俞穴：位于第2腰椎棘突下，旁开1.5寸处。该穴是肾的保健穴，连接任脉和督脉，具有沟通阴阳、疏通经络、行气活血的功效。刮拭该穴可温肾壮阳、固精培元、调理气血，配以志室穴效果更佳。

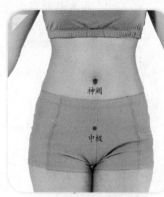
神阙
中极

1 用边刮法刮拭腹部任脉，从神阙穴到中极穴。

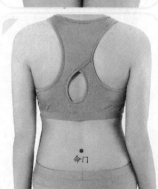
命门

2 用边刮法重点刮拭命门穴。

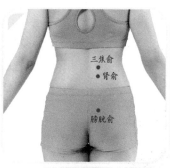

三焦俞
肾俞
膀胱俞

③ 用角刮法刮拭膀胱经，重点刮拭三焦俞穴、肾俞穴、膀胱俞穴。

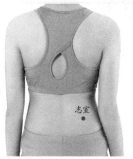

志室

④ 用摩擦法刮拭志室穴。

刮拭四肢

特效部位：

涌泉穴：位于足底部，在足前部凹陷处，第2、3趾趾缝纹头端与足跟连线的前1/3处。该穴是肾经的起始穴，对于肾脏具有极大的补益作用，刮拭该穴可显著补益肾气，增强其固摄作用，使人精力旺盛，并能增强体质和提高防病能力。

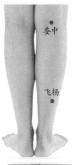

委中
飞扬

① 用边刮法刮拭足太阳膀胱经，从委中穴到飞扬穴。

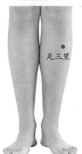

足三里

② 用角刮法刮拭双侧足三里穴。

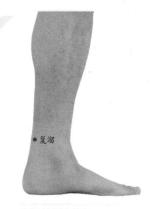

复溜

③ 用按揉法按揉复溜穴。

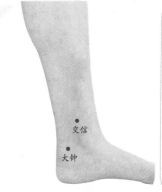

交信
大钟

④ 用边刮法刮拭足少阴肾经，重点刮拭交信穴、大钟穴、涌泉穴。

涌泉

⑤ 用摩擦法刮拭手掌的肾反射区，以感觉局部皮肤发热为宜。

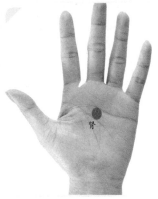

肾

⑥ 用摩擦法刮拭足底肾反射区，以感觉局部皮肤发热为宜。

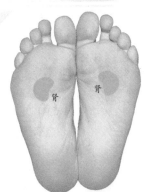

肾 肾

健胃消食，促进消化

《黄帝内经》有云："胃者，仓廪之官，五味出焉。"人体摄入的食物会由胃进行腐熟并区分辛、甘、酸、咸、苦五味，由脾转输至它们所对应的脏腑。

中医认为，胃主受纳、腐熟水谷，主通降。"胃主受纳、腐熟水谷"指食物会在胃中停留一段时间，由胃进行初步消化，形成食糜。"胃主通降"是指胃可以将食糜向下输送至小肠，小肠分清别浊，将清中之浊继续向下输送至大肠，变成大便排出体外。

刮痧原理 中医认为胃的受纳、腐熟水谷的功能，以及以降为顺、以通为用的特性叫胃气。所谓"有胃气则生，无胃气则死"，胃气的盛衰，关系到人体的生命活动和存亡。养护胃脏其实也就是在养护"胃气"。胃经是体现和调节胃腑功能的经脉，传统的刮痧疗法主要通过刮拭胃经上的主要穴位来调和胃气、增强胃功能。此外，适当刮拭位于胃部的重要穴位，对保护胃腑也有很好的效果。

保健箴言
1. 饮食应有规律，三餐定时、定量、不暴饮暴食，少吃有刺激性和难于消化、生冷的食物。
2. 注意胃部保暖，防止胃部受冷。
3. 坚持参加适当的体育活动，可以促进食物的消化和营养成分的吸收，并改善胃肠道本身的气血运行状况。
4. 保持良好的情绪，不良情绪可导致肠胃功能运化失常，出现食欲下降、腹部胀满、嗳气、消化不良等症状。

 特效部位：

承泣穴：位于面部，瞳孔直下，当眼球与眶下缘之间。该穴是足阳明胃经、阳跷脉、任脉交会的部位，主要负责将体内营养物质及能源通过胃经输送到面部及任脉、阳跷脉。刮拭该穴能够调和胃气，保证胃腑的正常运转，从而强化胃功能。

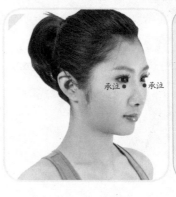

用点压法按压双侧承泣穴。

 特效部位：

胃俞穴：位于第12胸椎椎棘突下，旁开1.5寸处。刮拭此穴可行中和胃，调节胃气，增强胃功能，保证食物的正常消化，预防胃肠疾病。

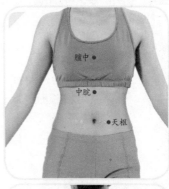

①
用边刮法刮拭腹部任脉，从膻中穴到中脘穴，然后刮拭双侧的天枢穴。

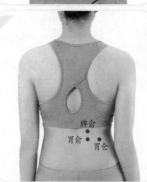

②
用角刮法刮拭背部膀胱经，从脾俞穴到胃俞穴，以及与胃俞穴平行的胃仓穴。

特效部位：

　　足三里穴：位于小腿前外侧面的上部，距离胫骨前缘1寸处。该穴是足阳明胃经上的要穴，同时也是全身经脉流注会合的穴位。刺激该穴可调节胃经气血，增强胃功能，从而达到健脾益气、消食和胃的功效，是改善消化系统疾病的常用穴位。

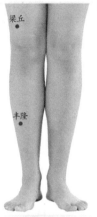

1 用边刮法刮拭足阳明胃经，从梁丘穴到丰隆穴。

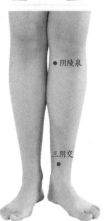

2 用边刮法刮拭足太阴脾经，从阴陵泉穴到三阴交穴。

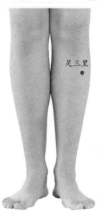

3 用角刮法刮拭足三里穴。

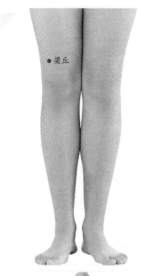

4 用点压法按压梁丘穴，以感觉酸胀为宜。

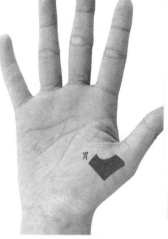

5 用边刮法刮拭手掌，重点刮拭手掌的胃反射区。

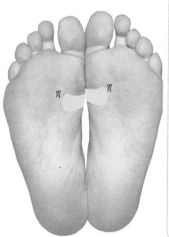

6 用按揉法按揉足底胃反射区。

清利胆道，预防胆囊疾病

《黄帝内经》有云："胆者，中正之官，决断出焉。"可见，胆腑处事果敢，不偏不倚，并有判断事物、做出决定的作用。

中医认为，胆的主要功能为贮存、排泄胆汁，主决断。胆主贮存和排泄胆汁是指胆上通于肝，肝之余气化生胆汁，然后流入胆内进行贮存；胆下通小肠，胆汁流入到小肠中，帮助消化食物。胆主决断，是指胆在精神、思维活动过程中，具有判断事物、做出决定的作用。

刮痧原理

《黄帝内经》有云："凡十一脏皆取于胆。"也就是说，只要适当地刺激胆经，"疏其气血"，其他脏腑才能"令其条达，而致和平"。胆经是体现和调节胆功能的经脉，又与肝经互为表里，因而在采用刮痧疗法强化胆功能时，可以通过刮拭胆经、肝经上的穴位来疏通肝胆气血、调节胆汁分泌，使肝胆和谐，从而促进人体的消化功能，提高机体免疫力、增添人的自信和果敢。

保健箴言

1. 饮食要有规律，同时以高蛋白、高维生素的偏素食为主，尽量避免高脂肪饮食，少吃油腻食物。

2. 日常生活中保持心情舒畅，生气发怒易导致肝脏气血淤滞不畅，肝胆互为表里，肝伤会累及胆。

刮拭躯干

特效部位：

胆俞穴：位于人体背部，当第10胸椎棘突下，旁开1.5寸处。刮拭该穴可直接作用于胆腑，可疏肝利胆，促进胆气生发，提高人的决断力。

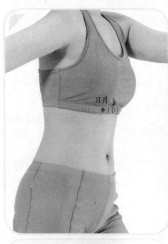

1 用边刮法沿肋骨走向由内向外刮拭右上腹部，重点刮拭日月穴。

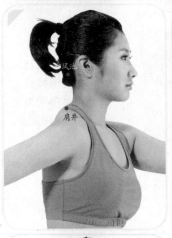

2 用边刮法刮拭肩颈部足少阳胆经，从风池穴到肩井穴。

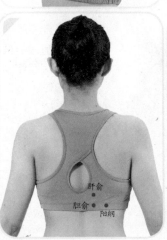

3 用角刮法刮拭背部膀胱经，重点刮拭肝俞穴、胆俞穴，以及和胆俞穴平行的阳纲穴。

特效部位:

　　阳陵泉穴:位于小腿外侧,当腓骨小头前下方凹陷处。该穴是筋的精气聚会之所,具有祛风除痛、舒肝理气的作用,对于增强胆功能有很大作用。

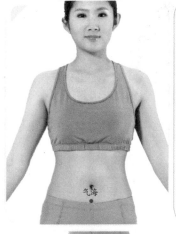

1
用摩擦法刮拭气海穴。

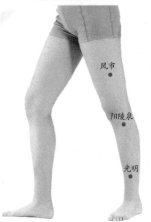

2
用边刮法刮拭足少阳胆经,从风市穴经阳陵泉穴到光明穴。

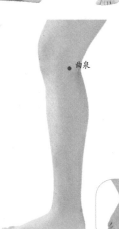

3
用边刮法刮拭足厥阴肝经,从曲泉穴到大敦穴。

4
用摩擦法刮拭足三里穴。

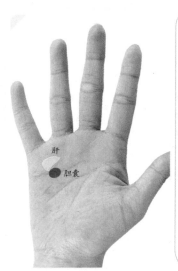

5
用摩擦法刮拭手部肝、胆囊反射区,以感觉酸胀为宜。

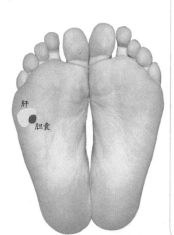

6
用摩擦法刮拭足底肝、胆囊反射区,以皮肤透热为宜。

调养小肠，充分吸收营养

《黄帝内经》有云："小肠者，受盛之官，化物出焉。"小肠的主要功能是受盛化物和泌别清浊。小肠盛受着胃传导下来的食物，这些食物会在小肠内停留较长时间，由小肠对其进行进一步的消化和吸收，并将其分为水谷精微和食物残渣。水谷精微通过脾的运化上输心肺，布散全身；食物残渣则传送至大肠和膀胱，以粪便和尿液的形式排出体外。此外，小肠"主液所生病"，故白带、精液等与"液"有关的疾病都与小肠有关。

刮痧原理

小肠经是体现和调节小肠功能的经脉，因而刮拭小肠经上的穴位可以畅通小肠气血、促进小肠的蠕动和消化液的分泌、加快食物消化和营养吸收。小肠的消化吸收功能在中医中常常被归属于脾胃纳运的范畴，因此，促进小肠的吸收也多从调整脾胃功能入手，刮拭脾经或胃经上的相关穴位，可以增强脾胃功能，有利于提高小肠的吸收能力。

保健箴言

1. 规律饮食，保持健康的饮食习惯，多吃粗粮。
2. 适当活动，促进胃肠道中食物的消化和营养成分的吸收。

刮拭头部

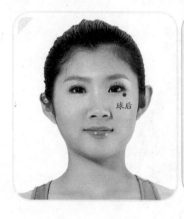

用摩擦法刮拭球后穴。

刮拭躯干

特效部位：

小肠俞穴：位于骶部，当骶正中嵴旁1.5寸，平第1骶后孔。刮拭此穴能够调整小肠的蠕动，防止小肠经气血不通，从而加快食物消化和营养吸收。

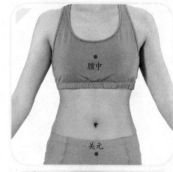

膻中
关元

❶ 用边刮法刮拭腹部任脉，从膻中穴到关元穴。

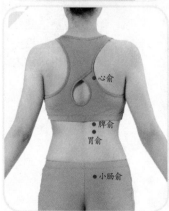

心俞
脾俞
胃俞
小肠俞

❷ 用角刮法刮拭背部膀胱经，重点刮拭心俞穴、脾俞穴、胃俞穴、小肠俞穴。

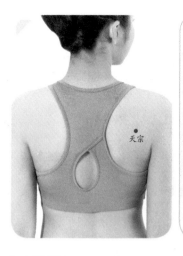

3

用角刮法刮拭双侧天宗穴。

刮拭四肢

特效部位：

手部小肠反射区：刮拭该处能直接刺激小肠蠕动，从而提高小肠的消化吸收功能。

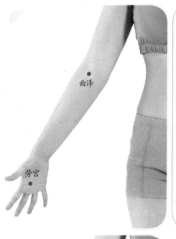

1

用边刮法刮拭手厥阴心包经，从曲泽穴到劳宫穴。

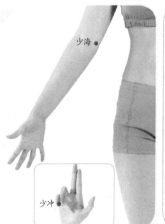

2

用边刮法刮拭手少阴心经，从少海穴到少冲穴。

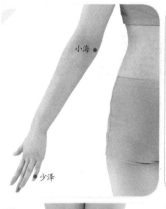

3

用边刮法刮拭手太阳小肠经，从小海穴到少泽穴。

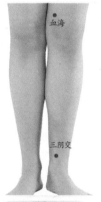

4

用边刮法刮拭足太阴脾经，从血海穴到三阴交穴。

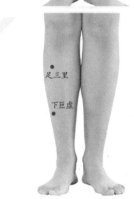

5

用边刮法刮拭足阳明胃经，从足三里穴到下巨虚穴。

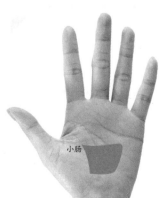

6

用摩擦法刮拭手掌的小肠反射区，以感觉发热为宜。

通畅大肠，不让糟粕多停留一刻

《黄帝内经》有云："大肠者，传导之官，变化出焉。"大肠的主要功能是传化糟粕。食物传送到大肠时主要是水和糟粕，以及一些没有被吸收的精微物质。大肠要对精微物质进行彻底的吸收和利用，然后把糟粕传送至肛门，排出体外。

此外，"大肠主津"。此处的"津"是指汗、涎、泪、尿、体液等。由此可见，调理好大肠，不但可促进体内垃圾及时排出，还可保持正常的体液代谢，保证皮肤的光泽滑润。

刮痧原理　中医认为，大肠在不断承受小肠下移的饮食残渣并形成粪便进而排泄糟粕，表现为积聚与输送并存，实而不能满的状态，故以降为顺，以通为用。大肠通降失常，以糟粕内结，壅塞不通为多，故有"肠道易实"之说。因此，利用刮痧疗法调养大肠，应以疏导糟粕，促其排泄为主。大肠经是体现和调节大肠功能的经脉，刺激该经上的相关穴位可增强大肠的排泄和吸收水液的功能。人体排便要靠肺气的推动，因此，刮拭肺经、三焦经上的相关穴位也可促进大肠排泄。

保健箴言　1. 饮食上适当增加淀粉类食物，如大米、玉米、土豆等，多吃蔬菜。
2. 养成定时排便习惯。

刮拭躯干　特效部位：

大肠俞穴：位于腰部，当第4腰椎棘突下，旁开1.5寸处。该穴是大肠在背部的精气转输之所。刮拭该穴具有补脾益气、消积滞的作用，能增强大肠的排泄功能。

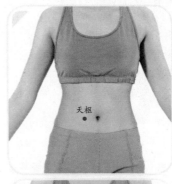
天枢

❶ 用摩擦法刮拭天枢穴。

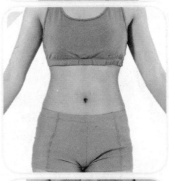

❷ 用边刮法从上到下刮拭整个腹部，力度适中，反复15~20次。

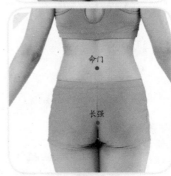
命门

长强

❸ 用边刮法刮拭背部督脉，从命门穴到长强穴。

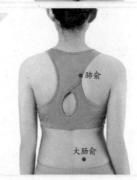
肺俞

大肠俞

❹ 用边刮法刮拭背部膀胱经，重点刮拭肺俞穴、大肠俞穴。

特效部位：

合谷穴：位于手背第1、2掌骨间，第2掌骨桡侧的中点处。该穴是手阳明大肠经的原穴，为促进排泄的临床特效穴位。刮拭该穴可以增强大肠的蠕动，缩短残渣和毒素在大肠内停留的时间，加速排泄。

昆仑穴：位于脚踝外侧，在外踝顶点与脚跟相连线的中央点。刮拭该穴可增强肠道的蠕动，增强大肠的排泄功能。配以足三里穴效果更佳。

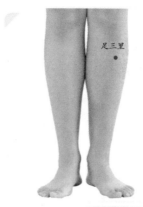

③ 用角刮法刮拭足三里穴。

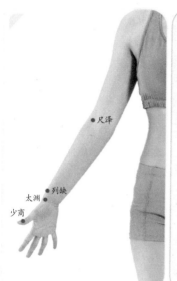

① 用边刮法刮拭手太阴肺经，从尺泽穴经列缺穴、太渊穴到少商穴。

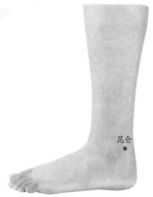

④ 用角刮法刮拭昆仑穴。

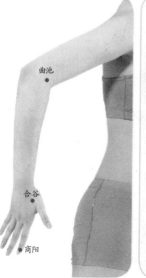

② 用边刮法刮拭手阳明大肠经，从曲池穴经合谷穴到商阳穴。

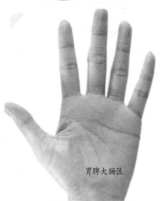

⑤ 用摩擦法刮拭手掌的胃脾大肠区。

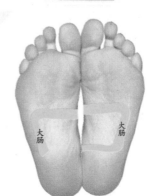

⑥ 用边刮法刮拭整个足底，重点刮拭大肠（包括结肠和直肠）反射区，以透热为宜。

保养膀胱，利尿固涩

《黄帝内经》有云："膀胱者，州都之官，津液藏焉，气化则能出矣。""州"即洲，"都"即渚，洲渚本是指水中的陆地，这里代指三焦水液归集之处，津液经过肾的气化变成小便排出体外。

中医认为，膀胱的主要功能是贮存和排泄尿液。膀胱主贮存尿液，是指津液在肾的气化作用下成为尿液，并下输至膀胱，由膀胱暂时贮存。膀胱主排泄尿液，是指膀胱会通过适度的开合，将尿液及时排出体外。

刮痧原理

中医认为，膀胱的贮尿和排尿功能，全赖于肾的固摄和气化功能，肾气虚衰会致使膀胱气化功能不利，使人出现各种膀胱病变症状。因此，在采用刮痧疗法调养膀胱时，除了需要适当刺激体现和调节膀胱功能的膀胱经，增强膀胱本身功能外，还应固摄肾精，增强肾功能。

保健箴言

1. 每天饮水量不少于1.5升，控制咖啡、酒、茶水、可乐的摄入量。
2. 尽量等到有尿意时再上厕所，经常为了"以防万一"而频繁排尿会减小膀胱容量，另外排尿时不要匆忙，要将膀胱内的尿液尽量排空。

刮拭头部 特效部位：

人中穴：位于人中沟的上1/3与中1/3交点处。该穴是人体生殖系统和膀胱系统在面部的反应点，刮拭该处可以调节膀胱功能，增加膀胱的血流量，增强其气化作用，可缓解排尿障碍。

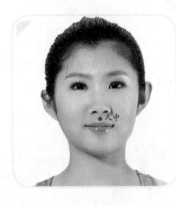

用点压法按压人中穴。

刮拭躯干 特效部位：

中极穴：位于体前正中线，脐下4寸处。该穴对养护泌尿系统也有特效。刮拭该穴具有调理脏腑气机、化气行水的作用，能改善膀胱的气化功能，促进排尿及预防各种尿路疾病。

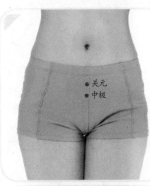

① 用边刮法刮拭下腹部任脉，从关元穴到中极穴。

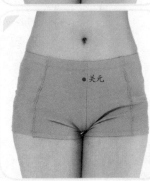

② 用摩擦法刮拭关元穴。

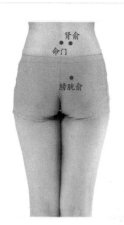

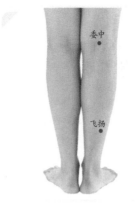

③ 用边刮法刮拭背部，先重点刮拭命门穴，然后刮拭膀胱经，重点刮拭肾俞穴、膀胱俞穴。

③ 用边刮法刮拭足太阳膀胱经，从委中穴到飞扬穴。

特效部位：

　　太溪穴：位于足内侧，内踝后方，当内踝尖与跟腱之间的凹陷中。该穴是固肾培元的重要穴位。刮拭该穴一方面可以滋阴补肾，另一方面还可以增强肾脏的泌尿功能。

　　足底输尿管、膀胱反射区：刮拭这两个反射区能够直接刺激膀胱，改善膀胱功能，增加膀胱的血流量，增强其气化作用，从而有效缓解排尿障碍。

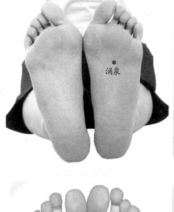

④ 用摩擦法刮拭涌泉穴，以足底发热为宜。

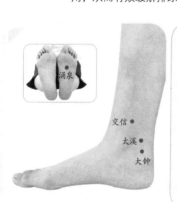

① 用边刮法刮拭足少阴肾经，重点刮拭交信穴、大钟穴、太溪穴、涌泉穴。

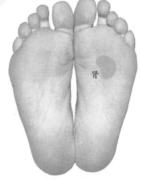

⑤ 用摩擦法刮拭足底肾反射区，以感觉局部皮肤发热为宜。

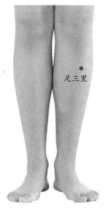

② 用摩擦法刮拭足三里穴。

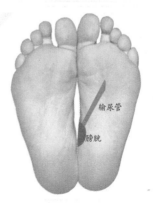

⑥ 用角刮法刮拭足底输尿管、膀胱反射区。

调理三焦，疏通全身气机

《黄帝内经》有云："三焦者，决渎之官，水道出焉。"决渎，即疏通水道之意。三焦是容纳五脏六腑的大腔，是人体中最大的一个腑。古人将三焦分成三部分：上焦存心肺；中焦存脾、胃、胆；下焦存肝、肾、膀胱、大肠、小肠。《黄帝内经》认为三焦是一个总管，总司人体气化，负责调动、运化人体元气，推动脏腑组织进行正常运转。三焦不仅是元气运行的通道，也是水液升降出入的通道，负责疏通水道并调节水液。

刮痧原理

三焦总司人体诸气，因而调理三焦当以通畅全身气机为主。三焦经是体现和调节三焦功能的经脉，在采用刮痧疗法调理三焦时，可以通过刮拭三焦经上的穴位，起到从总体上调养三焦经气、舒筋活络的作用。因心包经与三焦经相表里，所以也可通过刮拭心包经的相关穴位来调理三焦。

此外，三焦为"五脏六腑之总司"，因而还要注意养护五脏六腑，才能更好地维护三焦的气化功能。

保健箴言

平时可多吃绿豆芽，绿豆芽味甘、性寒，《本草纲目》中记载其能"解热毒，利三焦"，对调理三焦有一定的作用。但脾胃虚寒的人不宜多食。

刮拭头部

百会穴：当前发际正中直上5寸，或两耳尖连线与头顶正中线交点处。头顶汇集了体内诸多经络，位于其正中的百会穴可会聚各经经气，故能够通达周身脉络经穴，调节机体平衡，从总体上调养三焦经气，舒筋活络。

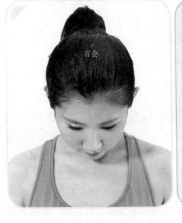

用按揉法按揉百会穴。

刮拭躯干

特效部位：

膻中穴：位于胸部当前正中线上，平第4肋间隙，两乳头连线的中点。膻中穴是任脉上的要穴，具有调理人身气机的功能，可畅通全身气机。刮拭此穴可调节上焦经气，改善呼吸系统功能，维持心肺正常功能。

中脘穴：位于前正中线上，脐上4寸处。中脘穴为四条经脉的会聚穴位，号称胃的"灵魂腧穴"。本穴气血直接作用于胃腑，可直接调控胃腑气血的阴阳虚实。按摩此穴能调养中焦，增强消化系统功能。

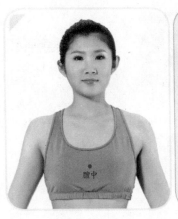

❶
用按揉法按揉膻中穴。

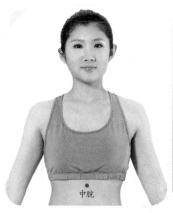

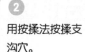

② 用按揉法按揉中脘穴。

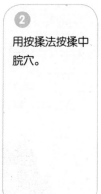

② 用按揉法按揉支沟穴。

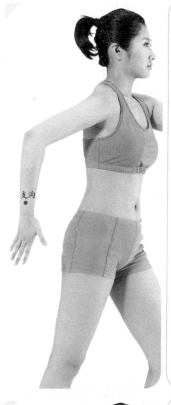

特效部位:

　　阳池穴:位于手部腕背横纹中,当指总伸肌腱的尺侧凹陷处,是人体重要的"暖身"大穴。刺激此穴可疏通三焦经,增强三焦运化气血的功能,将热能传达至全身,从而缓解手足常年冰冷的现象。

　　支沟穴:在前臂背侧,腕背横纹上3寸处,尺骨与桡骨之间。支沟穴是手少阳三焦经的主要穴位之一,在五脏六腑中,三焦是气液运行的场所和通道。因此,按摩此穴具有泻除三焦火气、疏通三焦经脉的作用,尤其对于调养下焦,促进人体新陈代谢,排泄废弃物,强化泌尿系统功能意义重大。

　　中渚穴:位于手背部位,小指与无名指掌骨小头后缘之间凹陷中。刺激该穴可舒肝理气、活络止痛,缓解头痛、两眼红肿、耳鸣、耳聋、咽喉肿痛、发烧、肘臂挛痛等症状。

③ 用边刮法刮拭手少阳三焦经,从支沟穴到中渚穴。

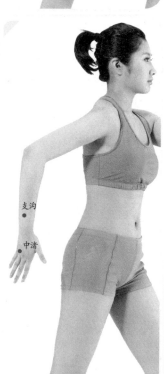

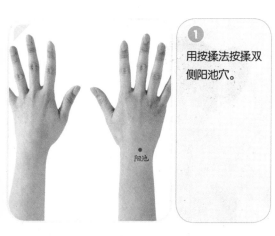

① 用按揉法按揉双侧阳池穴。

刮痧保养身体

净化血液，畅通血脉

　　血液是生命之源泉，滋润着人体各个脏腑器官，维持着人体正常的生理活动；脉是血液循行的通道，其安全畅通与否直接关乎人的生命安危。当今威胁人类生命的几大心脑血管疾病，如高血压、高脂血症、冠心病等都与血脉不畅密切相关，可以说健康的血脉是生命得以延续的最基本保障。因此，净化血液，畅通血脉，对每个人来说都是保健的重中之重。

刮痧原理　　中医认为，心主血脉，推动血液在全身流动；肝主藏血，具有贮藏血液和调节血量的功能；脾主统血，保证血液循行于既定轨道之内而不外溢；肺主宣发和肃降，有净化血液的功能，使回流到肺中的浑浊血液，变为新鲜的血液。由此可见，以上诸脏通力合作才能保证血脉的健康。因此，刮痧疗法通过刮拭相应的经络、穴位和反射区，调理相关脏腑，畅通血脉，促进血液流通，从整体上保证血脉健康。

保健箴言
1. 多吃新鲜水果蔬菜，并控制脂肪摄入量，少饮酒，此外可以适当多吃些有软化血管作用的食物，如黑木耳、香菇、蜂蜜等。
2. 多饮水，加快人体新陈代谢，尽量减少毒素在体内滞留的时间。
3. 保持心情舒畅，多参加体育锻炼。

刮拭头部

特效部位：

　　百会穴：位于头顶正中线与两耳尖连线的交点处。研究发现，刺激百会穴可改善脑细胞供氧状况、脑血管血红蛋白饱和度以及血流量等，因而有疏通血脉之功效。

　　曲池穴：位于人体的肘部横纹尽处，完全屈肘时，肘横纹外侧端处位置即是。适当刺激曲池穴，可促进血液循环，平稳血压，有利于血脉的畅通。

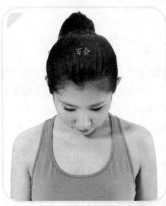

1 用摩擦法刮拭百会穴。

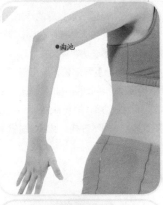

2 用摩擦法刮拭曲池穴。

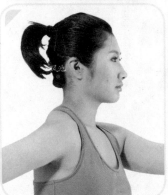

3 用摩擦法刮拭风池穴。

刮拭躯干

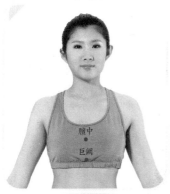

1
用角刮法刮拭胸部任脉，从膻中穴到巨阙穴，然后以任脉为中心，用边刮法向两侧刮拭整个胸部。

膻中
巨阙

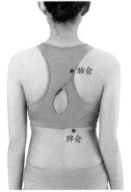

肺俞

脾俞

2
用角刮法刮拭背部膀胱经，从肺俞穴到脾俞穴。

刮拭四肢

特效部位：

合谷穴：位于手背，第1、2掌骨间，第2掌骨桡侧的中点处，刺激此穴可改善冠状动脉的血液循环，对血压有双向调节作用。

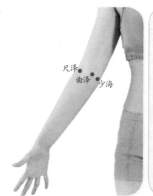

尺泽
曲泽 少海

1
用拍打法拍打肘窝，然后刮拭肘窝部穴位，包括尺泽穴、曲泽穴、少海穴。

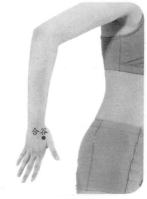

合谷

2
用点压法按压合谷穴，以感觉酸胀为宜。

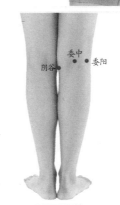

阴谷 委中 委阳

3
用拍打法拍打膝窝，然后刮拭膝窝部穴位，包括委中穴、委阳穴、阴谷穴。

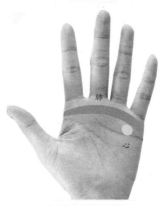

肺

心

4
用摩擦法刮拭手部心、肺反射区。

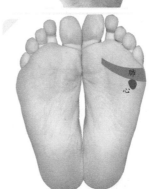

肺

心

5
用摩擦法刮拭足底心、肝、肺反射区。

濡养筋脉，重现矫健身姿

中医所讲的"筋"，包括肌肉、肌腱、韧带、腱鞘、滑囊、关节囊和神经，甚至关节软骨等一切人体有伸缩力、有弹性的部位。筋控制着肌肉和骨关节，其最基本功能是牵引关节做出各种动作。筋的气血供应不足，人就会出现四肢麻木、屈伸不利、手足震颤等症状。

刮痧原理　中医认为"肝主筋"。肝的气血充足，筋也就能得到充足的濡养，从而能够支持关节和肌肉做出各种各样的动作；肝的气血不足，筋失所养，身体就会出现摇动、震颤、拘挛、强直、抽搐等不良症状。因此，针对保养筋的刮痧疗法，主要围绕肝、胆两经，舒筋活络，畅通气血，使筋能够获得足够的气血濡养，始终保持较高的强度和韧性。

保健箴言
1. 适当休息，可以让筋放松，缓解长时间劳累造成的僵硬。
2. 适当运动，可以锻炼筋的韧性和强度，但要注意安全，做好准备活动，不要受伤。
3. 适当减轻体重，可减轻脊柱及下肢关节的负荷。
4. 饮食上少油少盐，尽量清淡，多吃蔬菜、水果、鱼类及谷物，适当补充瘦肉、蛋、豆类食物以及乳制品，增加钙质的摄取。
5. 平时应注重肢体保暖。

刮拭躯干　**特效部位：**

胃俞穴：位于第12胸椎棘突下，旁开1.5寸处。刮拭此穴可行中和胃，调节胃气，增强胃功能，保证食物的正常消化，预防胃肠疾病。

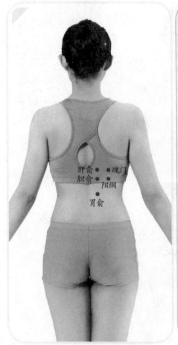

① 用边刮法刮拭背部膀胱经，从肝俞穴经胆俞穴到胃俞穴，以及与之平行的魂门穴、阳纲穴。

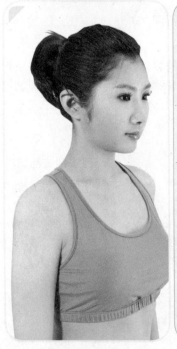

② 用边刮法，从胸部中线开始向右沿肋骨走向刮拭整个下胸部。

刮拭四肢

特效部位：

　　承筋穴：位于小腿后面，委中穴与承山穴的连线上，委中穴下5寸处。刺激这个穴位对小腿抽筋、腰酸痛等病症有特效。

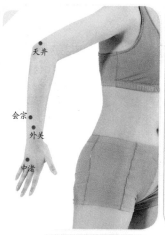

❶ 用边刮法刮拭手少阳三焦经，从天井穴经会宗穴、外关穴到中渚穴。

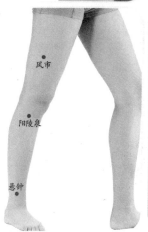

❷ 用边刮法刮拭足少阳胆经，从风市穴到悬钟穴，重点刮拭阳陵泉穴。

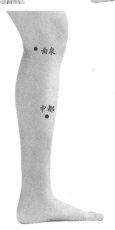

❸ 用边刮法刮拭足厥阴肝经，从曲泉穴到中都穴。

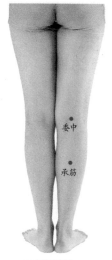

❹ 用边刮法刮拭足太阳膀胱经，从委中穴到承筋穴。

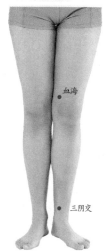

❺ 用边刮法刮拭足太阴脾经，从血海穴到三阴交穴。

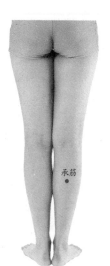

❻ 用摩擦法刮拭承筋穴。

强健肌肉，塑造健美体魄

肌肉是人体储存蛋白质、糖类等营养成分的"电池"，没有肌肉，人就不能做任何动作，甚至不能呼吸。健壮的肌肉不仅可以赐予男人猎豹一样迅捷的爆发力，也可以让女人体态丰满、匀称，透出无尽的魅力。肌肉赐予人力量，同样也意味着要消耗大量的能量。一旦能量供应不足，肌肉就会不堪重负，出现损伤、僵硬、痉挛等现象。坚持不懈的体育锻炼固然可以强健肌肉，而刮痧疗法亦可以调理脏腑，舒筋活血，二者相结合效果更佳。

刮痧原理 中医认为，脾主肌肉。胃可以腐熟水谷之精微，脾具有运化功能，负责把水谷之精微输送到全身肌肉，因此肌肉软弱无力是脾胃功能衰弱的表现。针对肌肉保养的刮痧疗法，以强健脾胃、促进食物消化为根本，同时舒筋活络，畅通气血，消除肌肉的僵硬、痉挛现象，保证营养物质顺畅地输送到全身肌肉，从而促进肌肉的生长、强健。

保健箴言 体育运动对肌肉保健来说意义重大，但是运动中一定注意安全：运动前准备活动要做充分，以微微出汗为佳；在健身房锻炼时每组动作要做到力竭为止，然后休息1~2分钟再继续，千万不可逞强，以免发生事故；注意有氧运动和无氧运动结合，平时多参加些球类运动，既锻炼身体又放松心情。此外，多摄入动物类蛋白，对强健肌肉大有裨益。

刮拭躯干

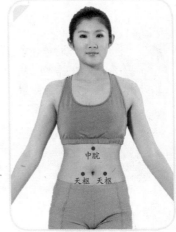
中脘 天枢 天枢

❶ 以任脉为中心，用边刮法从内向外刮拭整个腹部，力度适中，然后重点刮拭中脘穴和双侧天枢穴。

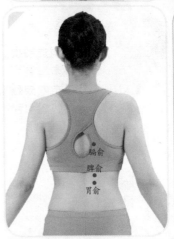
膈俞 脾俞 胃俞

❷ 用边刮法刮拭背部膀胱经，重点刮拭膈俞穴、脾俞穴、胃俞穴。

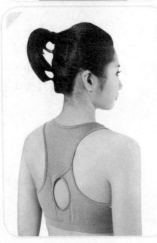

❸ 用边刮法刮拭胸部、背部、腿部等肌肉丰厚的位置，寻找阳性反应点以及肌肉僵硬、强痛处重点刮拭，以皮肤潮热为宜。

刮拭四肢

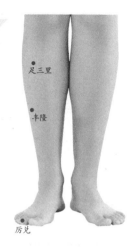

足三里

丰隆

厉兑

1
用边刮法刮拭
足阳明胃经，从
足三里穴到足
趾端厉兑穴，重
点刮拭足三里、
丰隆二穴。

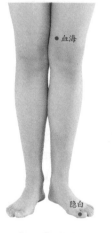

血海

隐白

2
用边刮法刮拭足
太阴脾经，从血
海穴到足趾端隐
白穴。

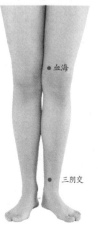

血海

三阴交

3
用边刮法刮拭
足太阴脾经，
从血海穴到三
阴交穴。

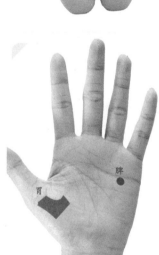

涌泉

4
用摩擦法刮拭涌
泉穴，以足底发
热为宜。

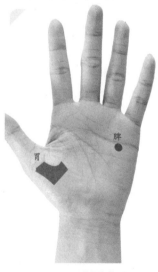

脾

胃

5
用角刮法刮拭
手部脾、胃反
射区，力度稍
大，以皮肤潮
热为宜。

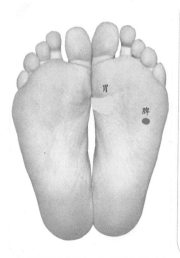

胃

脾

6
用角刮法刮拭
足底脾、胃反
射区。

坚固骨骼，强化人体支架

　　骨骼是支撑人体直立行走的支架，不仅可以和关节、肌肉配合完成各种复杂的动作，还能起到保护脏腑、大脑等器官和组织的作用。另外，骨骼中的骨髓还是人体的"造血工厂"，骨髓中的红骨髓可以产生红细胞、白细胞和血小板，黄骨髓在人体贫血的条件下可以转化为红骨髓，以加速造血。由此可见，骨骼对于人体的重要性不言而喻。

刮痧原理

　　中医上有"肾主骨"的说法，认为骨骼之所以能起到支撑人体的作用，全仰仗于骨髓的滋养，而"肾藏精，精生髓"，因此骨骼的强健与否，和肾精的盈亏有着直接的关系。因此刮痧疗法保健骨骼，离不开补肾益气，填精养髓。此外，骨骼肌附着在骨骼上，筋负责两块骨骼之间的连接，二者的病变会影响骨关节的稳定性，加重骨骼的磨损，而"脾主肌肉""肝主筋"，因此保养骨骼也离不开对肝、脾二脏的调养。

保健箴言

　　1. 保养骨骼除了补钙之外，维生素D的摄入也不可忽视。蛋黄、鲑鱼、动物肝脏等食物都富含维生素D，另外充足的紫外线照射也有助于维生素D的吸收。

　　2. 注意营养均衡，多吃水果蔬菜，控制盐的摄入量。

　　3. 戒烟戒酒。烟酒都会干扰身体对钙元素的吸收。

刮拭躯干

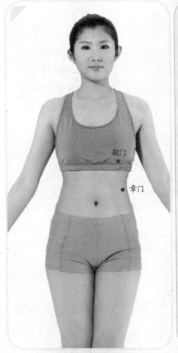

期门

章门

1 用边刮法刮拭腹部足厥阴肝经，从期门穴到章门穴。

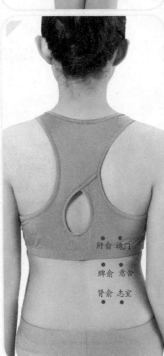

肝俞 魂门

脾俞 意舍

肾俞 志室

2 用边刮法刮拭背部膀胱经，重点刮拭肝俞穴、脾俞穴、肾俞穴，以及与之平行的魂门穴、意舍穴、志室穴。

刮拭四肢

特效部位：

中都穴：位于小腿内侧，足内踝尖上7寸，胫骨内侧面的中央。中都穴归属于肝经，刺激此穴可补益肝脏，舒筋活络，对骨骼系统异变亦有辅助疗效。

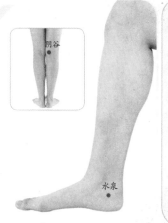

1 用角刮法刮拭足少阴肾经，从阴谷穴到水泉穴。

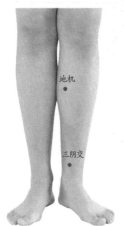

2 用边刮法刮拭足太阴脾经，从地机穴到三阴交穴。

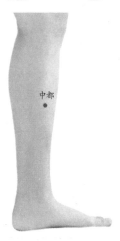

3 用角刮法刮拭足厥阴肝经的中都穴。

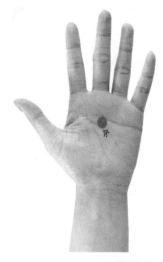

4 用角刮法刮拭手掌肾反射区。

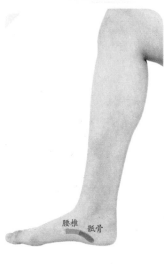

5 用角刮法刮拭足部腰椎反射区和骶骨反射区。

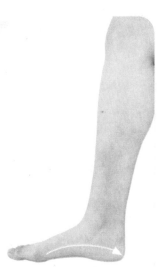

6 用边刮法按照从脚趾到脚跟的方向刮拭足弓。

滋润皮毛，披上健康"外衣"

皮毛包括皮肤和毛发，是人体与外界接触最频繁的部分。皮肤是人体的对外屏障，不仅保护身体免受外来病邪的侵扰，还起到调节体温、分泌排泄的作用。此外，皮肤上布满神经末梢，可以将外界刺激第一时间传达给大脑。毛发包括头发、眼眉、睫毛、胡须、汗毛等，可以对身体起到一定保护作用。因此，健康的毛发对人体的健康至关重要，而健康之美通过毛发更能体现得淋漓尽致。

刮痧原理

中医上有"肺主皮毛"的说法，肺燥阴虚，皮肤就会干燥脱皮，肺热火旺，皮肤上则会出现疖肿。现代医学也研究证实，肺和皮肤都是由外胚层发育而来。因此，保养皮肤离不开手太阴肺经，另外大肠经与肺经互为表里，手阳明大肠经对于保养皮肤的意义也不可忽视。毛发不仅和肺有关，还和肝肾两脏有一定关系。中医讲"肝藏血，发为血之余""肾其华在发"，肝肾气血不足，同样会使毛发失养、枯黄、容易脱落。刮痧疗法保养皮毛，以疏通肺经气血为根本，同时补肾养肝，以内养外，还原健康润泽的皮肤和乌黑茂盛的毛发。

保健箴言

1. 保证营养均衡，注意饮食的多样性、营养的合理性，不可偏食。
2. 注意补充体内水分，保证人体新陈代谢和酸碱平衡。
3. 皮肤也需要睡眠，保证睡眠，不要熬夜，是对皮肤最大的关爱。
4. 尽量避免不良刺激，如太阳暴晒、电脑辐射等。

刮拭头部

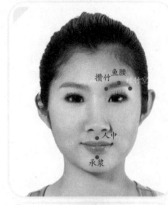
攒竹 鱼腰
人中
承浆

1 用角刮法从内向外刮拭眉毛，重点刮拭攒竹穴、鱼腰穴、丝竹空穴，然后用点压法按压人中穴、承浆穴。

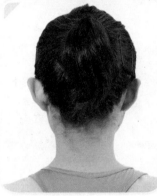

2 用边刮法，按照侧部、顶部、后部的顺序刮拭整个头部，速度缓慢，力度适中，每天刮拭5分钟。

刮拭躯干

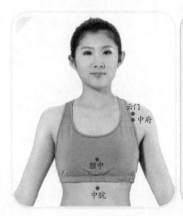
云门
中府
膻中
中脘

1 用角刮法刮拭胸部任脉，从膻中穴到中脘穴，然后刮拭两侧中府穴、云门穴。

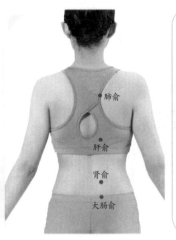

2 用角刮法刮拭背部膀胱经，重点刮拭肺俞穴、肝俞穴、肾俞穴、大肠俞穴。

刮拭四肢

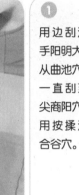

3 用边刮法刮拭足太阴脾经，从血海穴到三阴交穴。

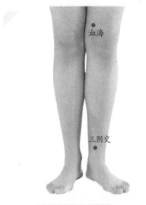

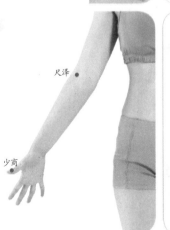

1 用边刮法刮拭手阳明大肠经，从曲池穴开始，一直刮至食指尖商阳穴，然后用按揉法按揉合谷穴。

4 用角刮法刮拭足少阴肾经，重点刮拭太溪穴、涌泉穴。

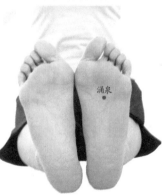

2 用边刮法刮拭手太阴肺经，从尺泽穴开始，一直刮至拇指尖少商穴。

5 用边刮法刮拭手部肺、胃脾大肠区，以皮肤发热为宜。

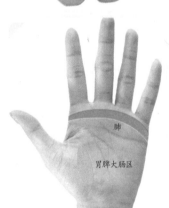

6 用边刮法刮拭整个足底，重点刮拭肺、大肠（包括结肠和直肠）反射区，力度稍大，以皮肤微热为宜。

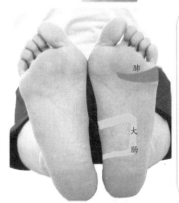